腰痛を1分で治す

倉敷芸術科学大学客員教授
内田輝和

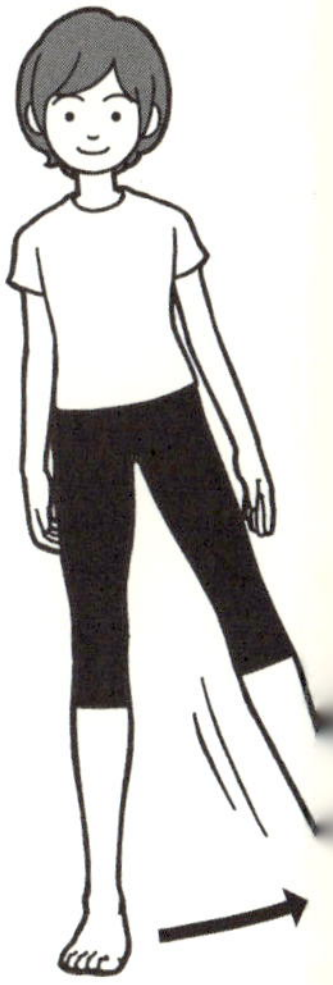

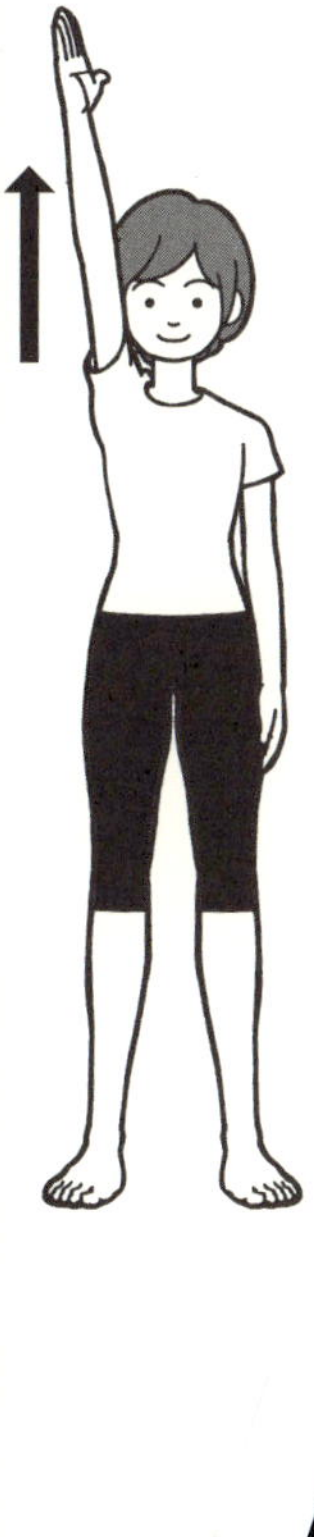

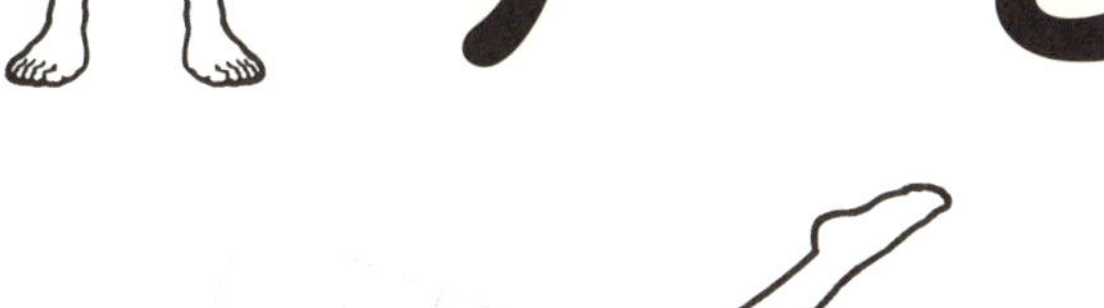

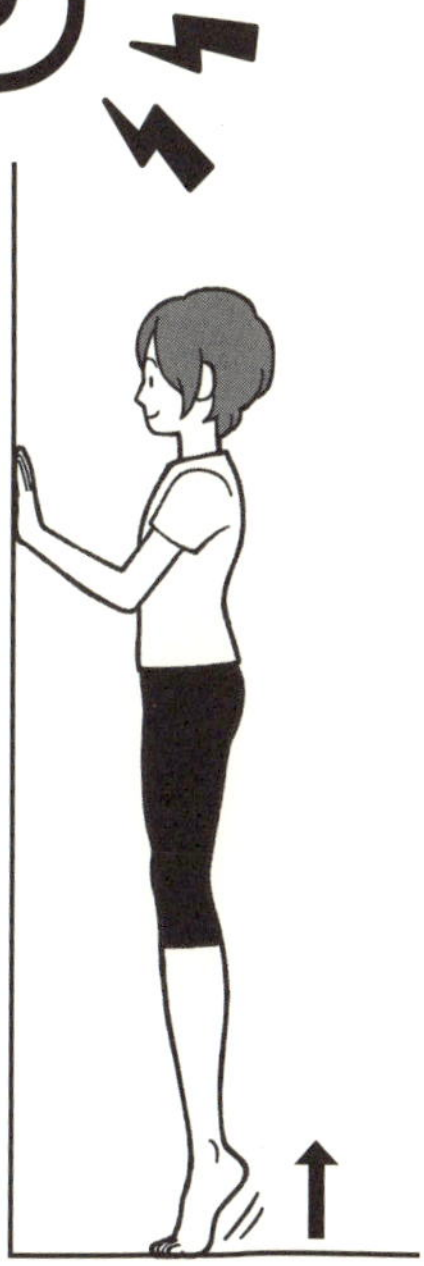

X-Knowledge

本書を手にとってくれた方は、ふだんから慢性的な腰痛に悩んでいらっしゃると思います。

腰痛は、いまや日本人が訴える症状の第1位（男性1位、女性2位）です（4ページの図参照）。悩む人が大変多いため、最近では国民病のひとつといわれるほどです。

腰痛さえなければ、**もっと行動範囲が広がるのに。旅行だってコンサートだって、もっと心から楽しめるのに。**

こう考えている人も、きっと多いことと思います。巷ではいろいろな腰痛を改善する方法があふれかえっているのに、なぜ腰痛患者は一向に減らないのでしょうか。

日本人の腰痛を訴える人の数

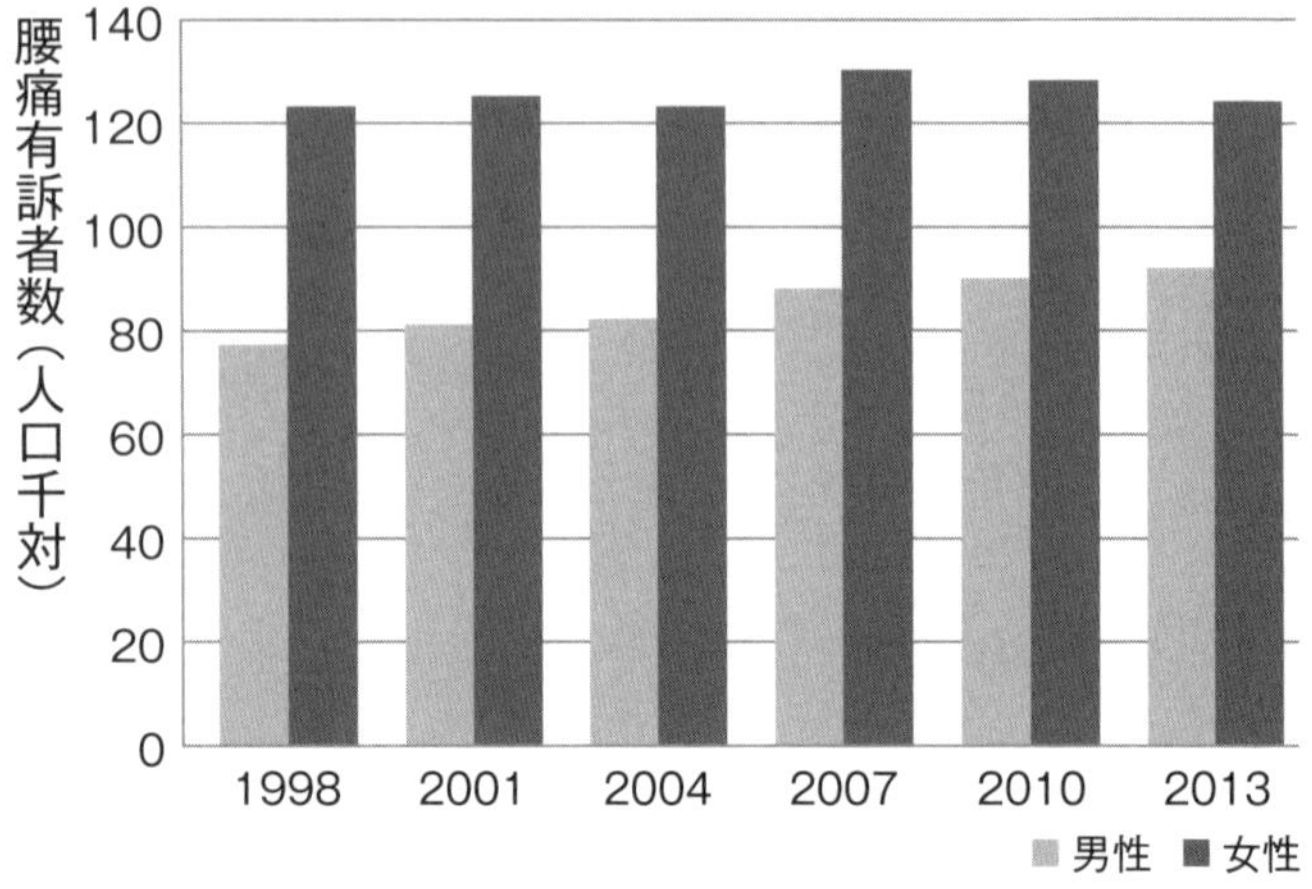

厚生労働省「国民生活基礎調査」より

性別にみた有訴者率の上位5位症状(複数回答)

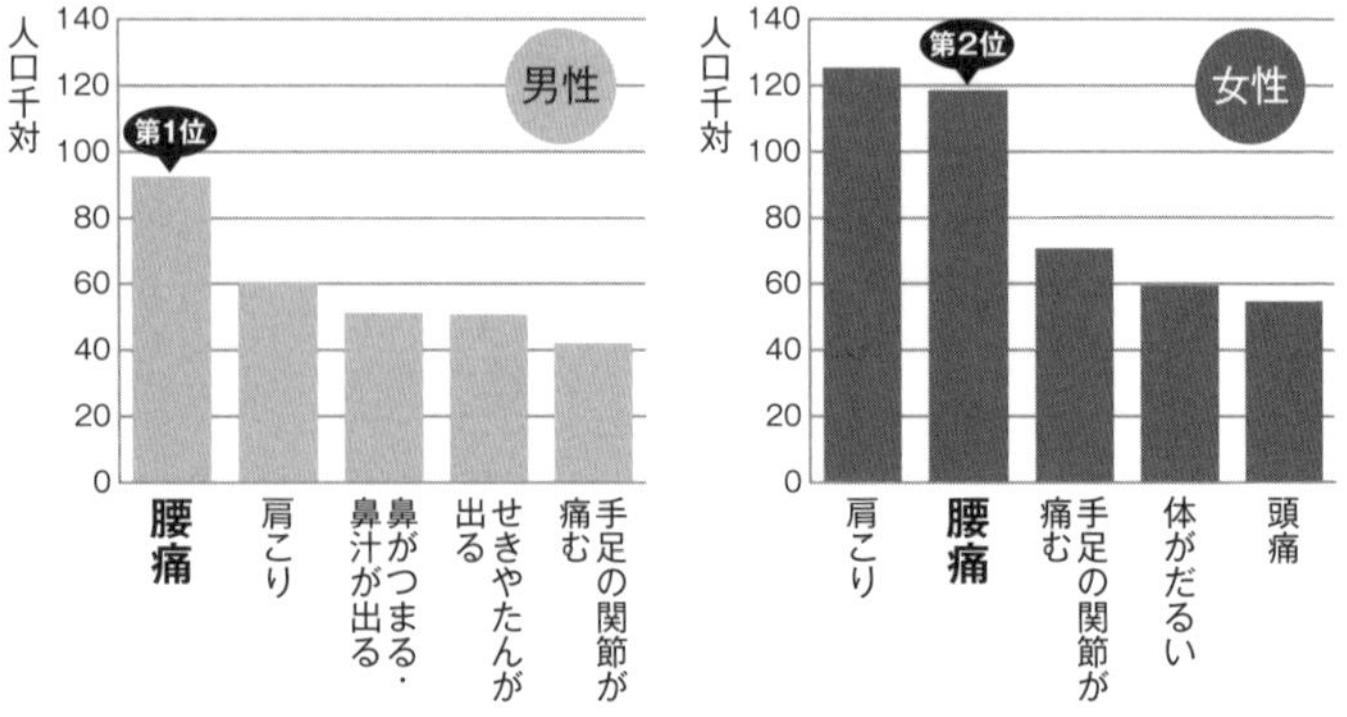

厚生労働省平成25年「国民生活基礎調査」より

本書は、腰痛を最速で改善するための運動や、生活習慣についてわかりやすく書かれた本です。

最速で痛みを撃退し、腰痛に悩む人を少しでも減らしていくには、いったい何がカギになるのでしょうか？

それは、**腰やお尻、背中などの、体の後ろ側にある「ウラ筋《きん》」を強化すること**です。腰痛を招く原因である、「ウラ筋の衰え」は運動不足で起こりますが、鍛えるのはさほど難しいことではありません。

本書では、**ウラ筋の問題と、1回1分で腰痛を改善する方法について、理論的にわかりやすく解説しています。**私が考案した方法で、腰痛患者が少しでも減少し、豊かな人生を送れるようになることを願っています。

はじめに

ウラ筋を鍛えれば腰痛は治る！

筋肉は年齢とともに衰えてきます。この本を手にとられた方の中にも、加齢による筋肉の衰えを実感されている方が多いのではないでしょうか。

筋肉の大きな役割の1つは骨を支えること。筋肉がなければ、全身の骨は本来あるべき位置にとどまることができません。

なかでも腰痛との関係が深い部分が背骨です。背骨は頭部を含む上半身を支える大事な骨ですが、背骨を正しい位置に保つために必要なのが背筋です。

また背骨は腰から首まで伸びていますが、これを下から支えているのが骨盤です。この骨盤を支える大事な筋肉がお尻の筋肉です。

特に、お尻の筋肉が衰えると背骨の腰の部分（腰椎《ようつい》といいます）に負担がかかるようになります。

その負担に耐えきれなくなって起こるのが腰痛です。その原因はお尻の筋肉や背筋の衰えにあります。

お尻の筋肉や背筋は体の裏側にありますが、裏側の筋肉は前側の筋肉に比べて衰えやすい傾向が見られます。こうした**体の裏側の筋肉を私は「ウラ筋」（44ページ）と呼ぶことにしました。**

腰痛を起こす原因がウラ筋の衰えにあるのなら、逆にいえばウラ筋を鍛えることによって腰痛を治すこともできます。

実際、**腰痛を訴える人にウラ筋の強化法を教えてあげると、ほとんどの人の腰痛が短期間で改善します。**

ウラ筋を鍛えるのは難しいことではありません。道具も要りませんし、寝たままでも強化できるのです。今、腰痛で悩んでいる方々も、ぜひこの本を読んで、ウラ筋トレを始めてください。腰痛を最速で治すには、この方法が1番効果的なのです。

薬や病院に頼るだけでは腰痛は治らない

腰痛がつらくなると、病院で治してもらおうと考える人もいるでしょう。その場合、受診するのは整形外科です。

整形外科では腰痛の原因を調べるため、レントゲンやＭＲＩ（磁気共鳴画像）を撮って、骨や靱帯《じんたい》（骨と骨をつなぐ組織）、神経などに異常がないか調べます。

ところが**これらの画像で原因が特定できるのは15％ほどにすぎません。残りの85％は原因が特定できないため、整形外科では「非特異的腰痛」と呼ばれているのです。**

実際に整形外科に行ったことがある人なら、「骨や神経には異常がないのですが…」とか「原因はわかりません」とかいわれた経験があるかもしれません。このようにいわれたら、非特異的腰痛だと思ってください。

原因がわからなくても、医者は何もしないわけにはいきません。原因が特定できない腰痛に対して、医者が行う治療のほとんどは「痛み止めの薬」や「湿布薬」の処方です。

しかしこのような対症療法では、痛みの原因が解消されてないので、薬の効果がなくなればまた痛みが出ます。そのため、薬がなくなったら、また整形外科にもらいに行くことになるのです。

これでは、いつまでたっても薬をやめることはできません。また腰痛から完全に解放されることもありません。

非特異的腰痛のおもな原因として、悪い姿勢や血行不良などがあるといわれていますが、私はその根本的な原因はウラ筋にあると考えています。いま例にあげた悪い姿勢や血行不良も、その根底にはウラ筋の低下があるからです。

少なくとも、原因がわからないといわれた腰痛であれば、病院や薬に頼るだけでは、治すことができません。

つまりウラ筋の強化をはじめ、自分でできることを始めないと、腰痛はなかなか解消できないのです。

ウラ筋が衰えるとなぜ腰痛になるのか

腰痛が起こるのは、人類が二足歩行を始めたからだといわれています。二本足で歩くために、人間はお尻の筋肉を発達させて骨盤を持ち上げ、腹筋や背筋を発達させて背骨を支えるようになりました。

この姿勢だと、背骨には上半身の重みがかかり続けます。背骨の下にある腰椎では、より重みが増します。さらに無理な姿勢をとることで、腰への負担はもっと大きくなります。

腰痛の悩みを持つ人は、中腰や前かがみの姿勢のときに痛みが強くなるといいます。実は立ったまま上体を前に20度傾けると、腰椎にかかる負担は約50％も大きくなります。

体が前に傾くと、上体の重みは前方にかかるため、バランスをとろうとして体の重心は後ろのほうに移動します。そして背筋やお尻の筋肉を緊張させて体を支えようとするのですが、これらのウラ筋が弱いとバランスが保てず、腰痛に無理な力が加わり、腰痛を引き起こすのです。

ウラ筋が弱くなる原因としてよく指摘されるのが加齢です。しかし年齢を重ねても、筋肉がさほど衰えない人もいます。年をとっても、よく歩いている人は、高齢になっても足腰がしっかりしているものです。

ところが、こういう人もオモテ（体の前面）の筋肉はしっかりあっても、ウラ筋は衰えているケースがほとんどです。

歩くためにもっとも大事な筋肉は大腿四頭筋《だいたいしとうきん》といって、太もものオモテ側にある筋肉です。

大腿四頭筋は足を持ち上げるときに必要な筋肉です。ですから、よく歩いている人は大腿四頭筋は衰えにくいのです。

ところが太もものウラ筋である大腿二頭筋《だいたいにとうきん》は、歩くだけではあまり使われません。また大腿二頭筋とつながっている大殿筋《だいでんきん》と呼ばれるお尻の筋肉も、歩くだけではほとんど鍛えられないのです。

「私は毎日30分以上歩いているから筋肉の衰えはない」といっている人も、ウラ筋に限っていえば衰えている可能性が大いにあるのです。

ウラ筋の衰えは現代の日本人に特徴的なものです。その理由は本書の中で詳しく説明していきますが、**結論からいうと、「腰痛を最速で治すにはウラ筋の強化」が最も効果的なのです。**

大腿二頭筋や大殿筋は足を後ろに上げるときに使われる筋肉です。**本書のウラ筋強化法の基本になるのは「1分バタ足体操」（以下「1分バタ足」）というトレーニング法**ですが、1回1分うつぶせに寝たまま足を上げることで、簡単にウラ筋を鍛えることができます。

実際、1分ウラ筋トレは寝たままでできるので、運動が苦手な人でも継続しやすいと評判です。

本書の第1章では、まず1分バタ足のやり方から紹介しますので、実際に試してみて、その効果を実感してください。

内田輝和

1分ウラ筋トレはこんな悩みに効く！

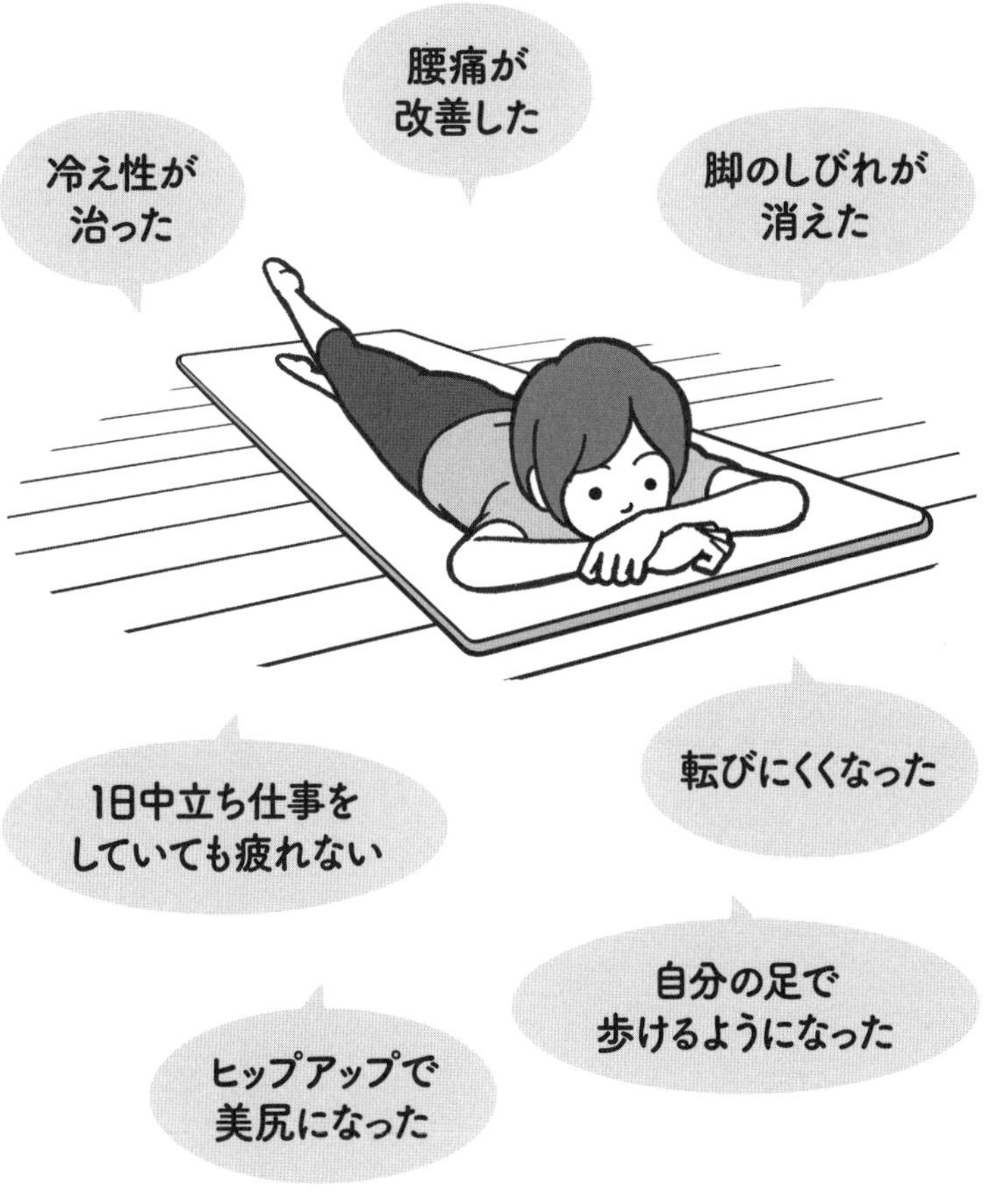
腰痛が改善した
冷え性が治った
脚のしびれが消えた
1日中立ち仕事をしていても疲れない
転びにくくなった
自分の足で歩けるようになった
ヒップアップで美尻になった

目次

第3章 腰痛は医者やクスリだけでは治せない

第4章

1分ウラ筋トレでさまざまな痛みが消える

第5章

1分ウラ筋トレの効果を高める生活習慣

第6章

体験談　1分ウラ筋トレで腰痛、椎間板ヘルニア、脊柱管狭窄症、冷え性が最速で改善

装丁／大場君人
本文デザイン・DTP／平野智大（マイセンス）
イラスト／丸口洋平、ガリマツ
編集協力／福士 斉
印刷／図書印刷

第1章

腰痛が1分でよくなるたった1つの方法

1分やるだけでウラ筋が強化され、腰痛が最速で治る1分バタ足

まずは1分バタ足をやってみよう

腰痛を最速で治すための1番重要なウラ筋は、お尻の筋肉です。筋肉の名前は大殿筋、お尻の最も大きな筋肉です。

この大殿筋を効率的に鍛える筋肉運動（筋トレ）として、私が10年以上前から患者さんにすすめているのが「1分バタ足体操」（以下「1分バタ足」）です。

その名のとおり、1セット行うのに必要な時間は1分もかかりません。また道具なども一切必要としません。

やり方は23ページで、イラスト付きで詳しく説明していますが、うつぶせに寝て、水泳のバタ足のように左右の足を上げるだけの簡単な運動です。

ポイントは足を上げて10秒静止すること。このとき大殿筋に負荷がかかります。まずはやり方の説明を読んでから、試してみてください。

大殿筋が衰えている人は、最初から10秒静止することができないかもしれません。その場合は、5秒でもいいですし、それもつらいなら3秒でもかまいません。まずは体験していただきたいのです。

やってみましたか？　足を上げて静止したとき、お尻の筋肉が緊張しますが、その感覚がわかったでしょうか。

10秒静止できなかった人は、大殿筋の筋力がかなり低下、すなわち筋肉量が相当減少しています。

でも安心してください。1分バタ足を毎日続ければ、すぐに10秒は静止できるようになります。

いま初めて1分バタ足を試した人の中には、ほとんど足が上がらなかった人もいるでしょう。大殿筋の筋力が弱いと、床からほんの少し足を浮かすだけでも相当な負荷になります。

これも1分バタ足を続けていると、しだいに足が高く上がるようになってきます。足を高く上げれば、それだけ大殿筋への負荷が大きくなります。

そのため、1分バタ足はいつまでも続けることができます。たった1つの動作を覚えるだけで、初心者から上級者まで結果が出せるすごい運動なのです。

①1分バタ足の基本のやり方

1回10秒×6

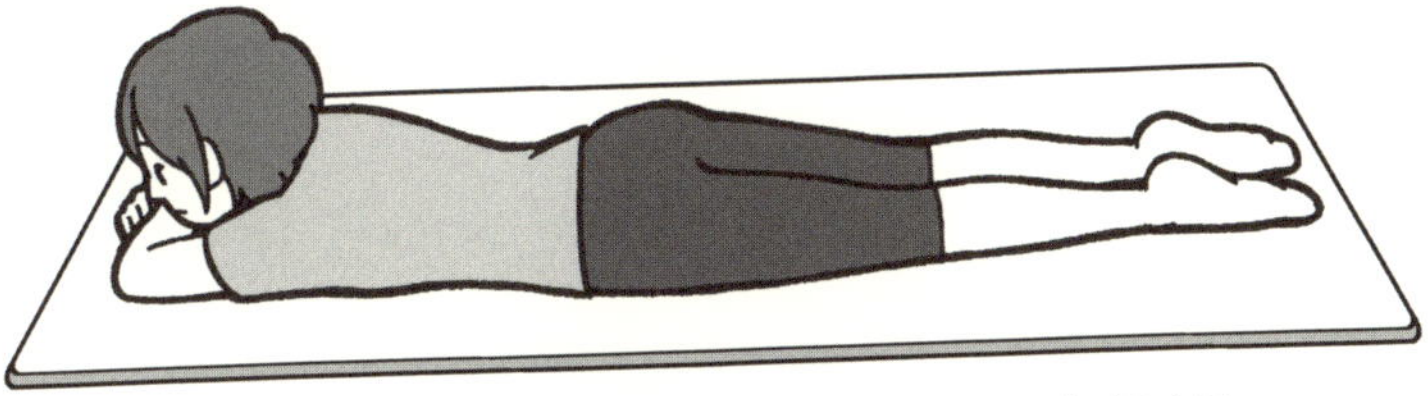

1 うつぶせに寝て、足を伸ばす。両腕は軽く重ねてあごの上にのせる（首が痛い人はあごをひき、おでこに手をあてる）

このまま10秒キープ

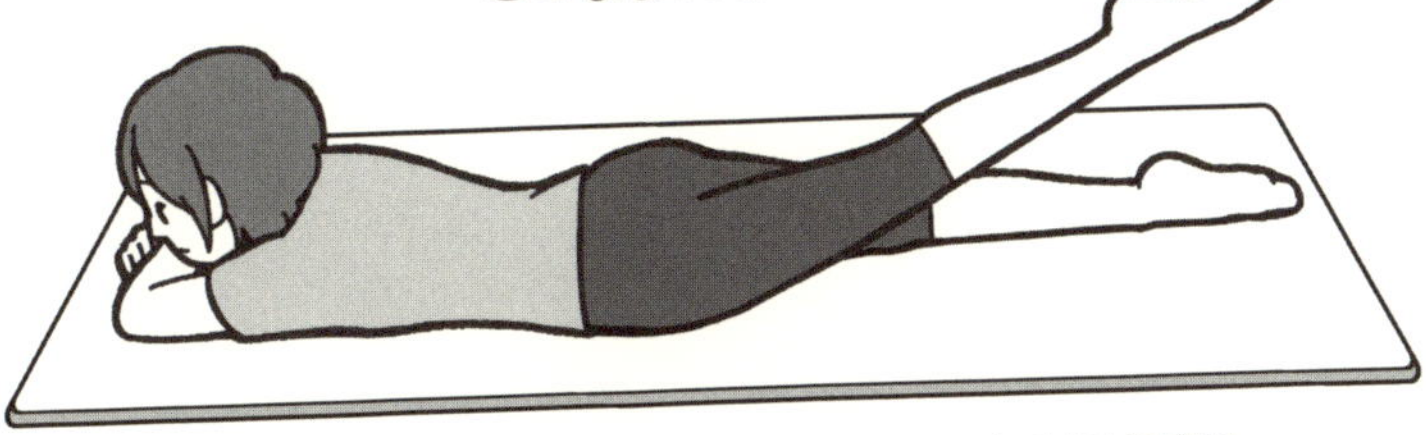

2 つま先とひざをまっすぐ伸ばしたまま、片足をできる範囲で上げ、10秒間キープ。このとき、お尻と太ももの裏側に力が入っていることを意識する

24ページへ続く

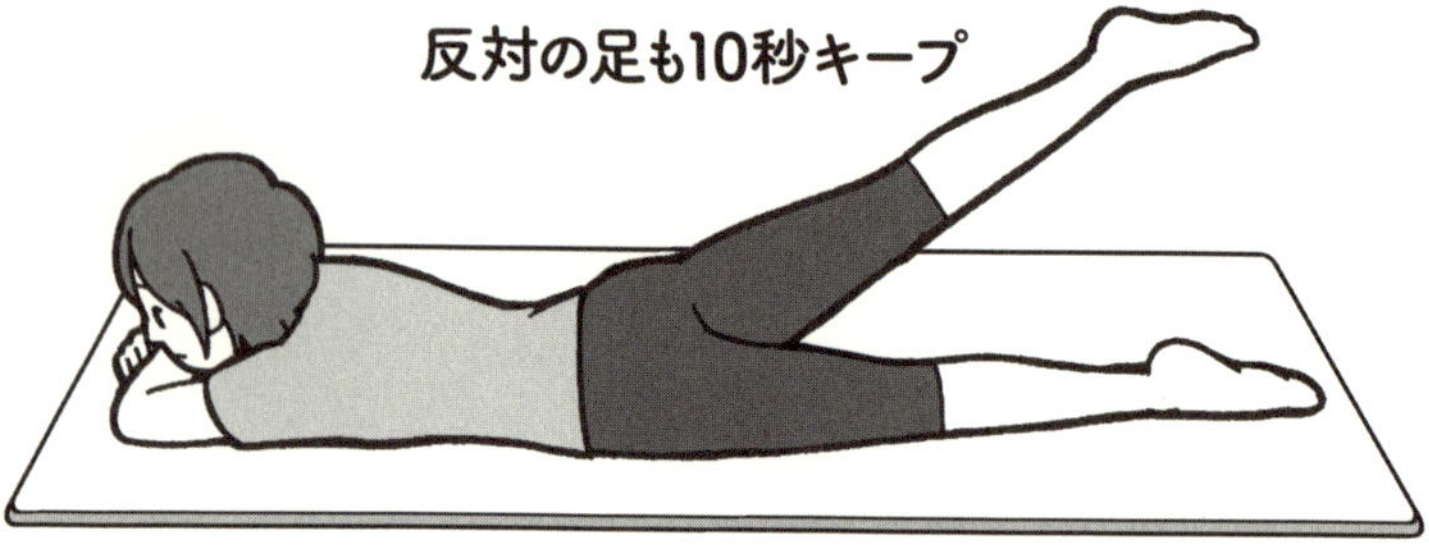

3 10秒たったら足を下ろし、反対側の足を同じように上げて10秒間キープ

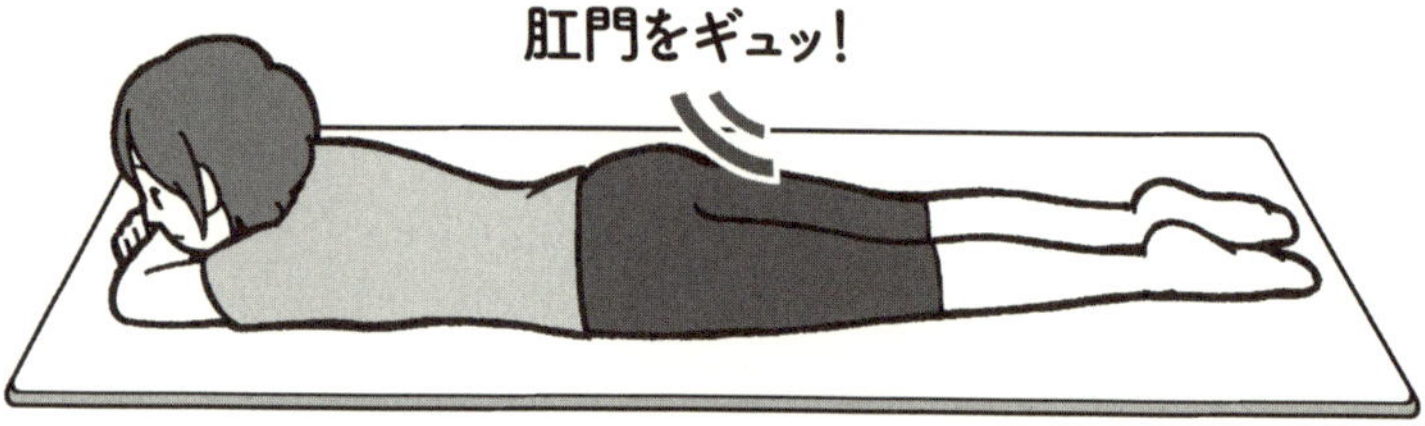

4 10秒たったら足を下ろし、両足をつけた状態で、お尻に力を入れ肛門をギュッと締めて、この姿勢を10秒間キープ。1～4を2回繰り返して1セット。1日2セット行うとさらに効果的

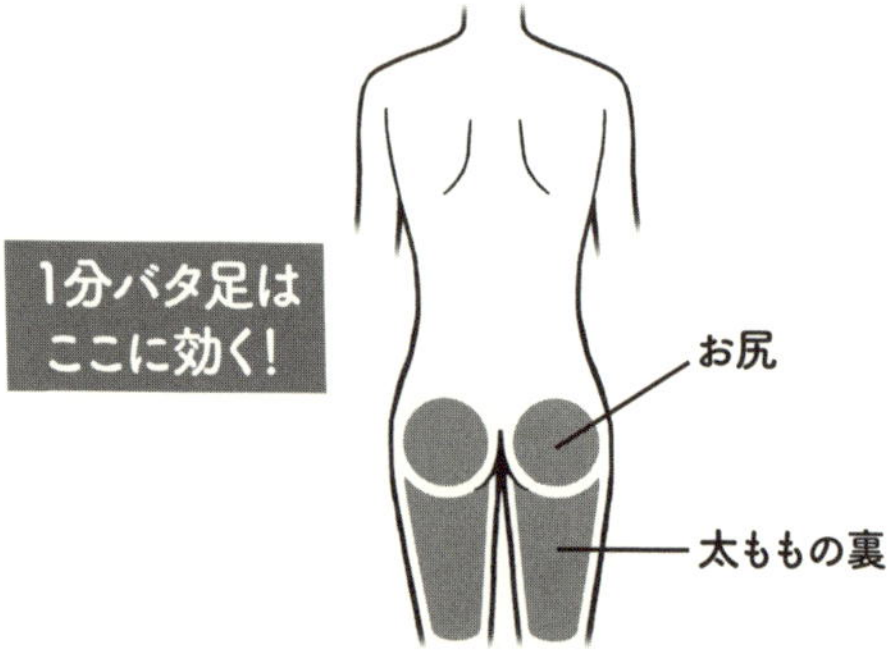

②もっと効く1分バタ足のやり方

1回10秒×6

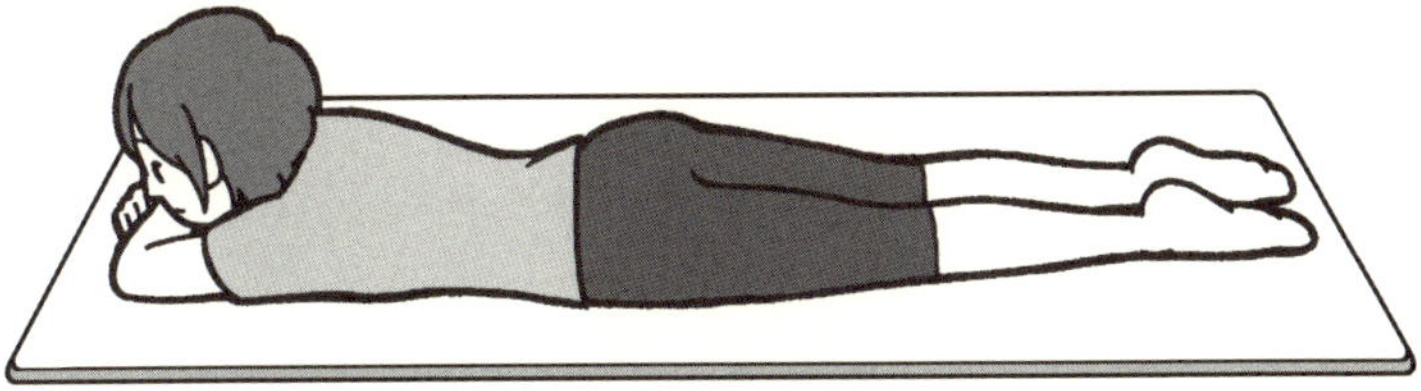

1 うつぶせに寝て、足を伸ばす。両腕は軽く重ねてあごの上にのせる(首が痛い人はあごをひき、おでこに手をあてる)

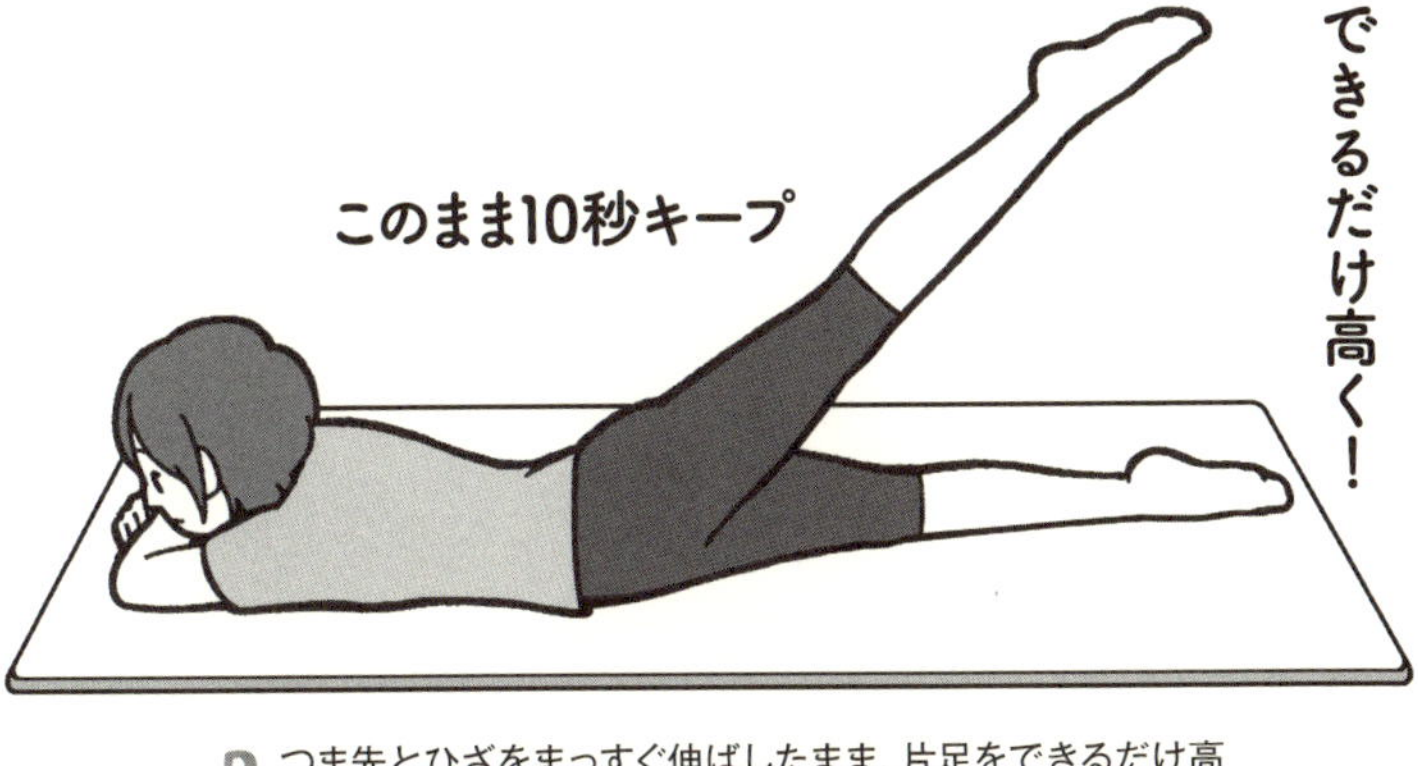

2 つま先とひざをまっすぐ伸ばしたまま、片足をできるだけ高く上げ、10秒間キープ。このとき、お尻と太ももの裏側、さらに背筋にまで力が入っていることを意識する

26ページへ続く

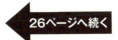

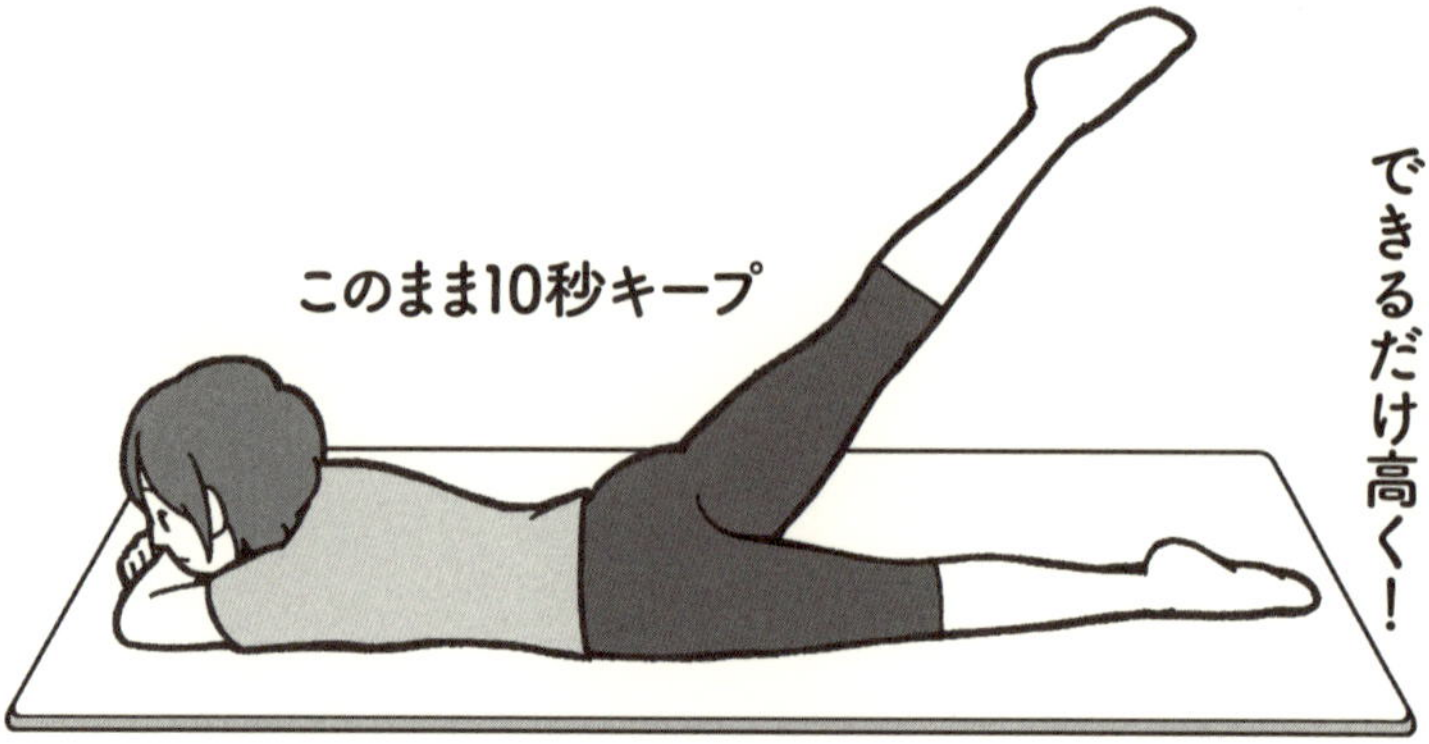

3 10秒たったら足を下ろし、反対側の足を同じように高く上げて10秒間キープ

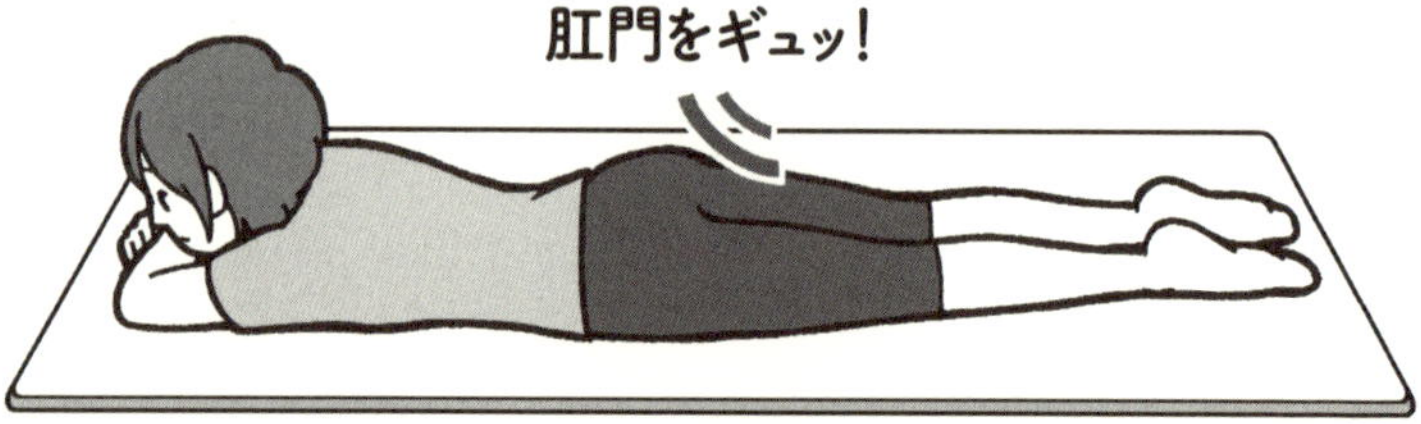

4 10秒たったら足を下ろし、両足をつけた状態で、お尻に力を入れ肛門をギュッと締めて、この姿勢を10秒間キープ。1～4を2回繰り返して1セット。1日2セット行うとさらに効果的

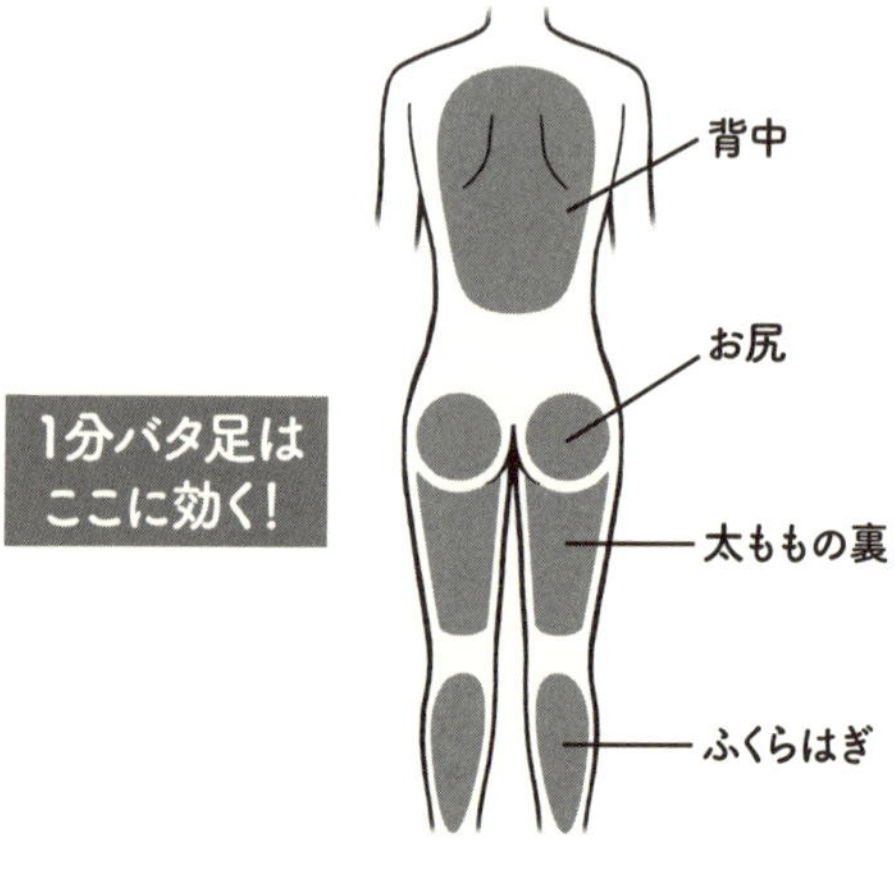

1分バタ足のバリエーション

1分バタ足は「①基本のやり方」を続け、楽にできるようになってきたら、少しずつ足を高く上げる「②もっと効く1分バタ足」へとレベルアップしましょう。

ただ人によっては、29ページから紹介する3つのやり方を取り入れたほうがよい場合もあります。それぞれのポイントをこれから説明します。

「③左右のバランスをよくする1分バタ足」は、左右のお尻で筋肉のつき方が違う人に有効です。

「①基本のやり方」に少し慣れてきたら、左右の大殿筋の差をチェックしてみましょう。左右のどちらかの足があまり上がらない人は、上がらない足のほうの大殿筋が弱っていることになります。

弱いほうの足を無理に高く上げようとすると、今後は骨盤が床から離れてしまいます。これは全身の筋肉を使って上げようとするからです。これでは大殿筋にあまり負荷がかかりません。

そこで、弱いほうの足は骨盤を床につけたまま上げるようにしてください。そうすることで、大殿筋に負荷がかかると同時に背筋と腹筋も強化されます。弱いほうの足をこのやり方で強化して、左右の筋肉の差がなくなるように調整しましょう。左右の筋肉の差がなくなると、骨盤のゆがみも矯正されます。

「④腰痛がある人の1分バタ足」は、いま痛みを抱えている人のためのやり方です。特に足を高く上げると痛みが強くなる人は、足を高く上げず、10㎝程度にとどめます。それでも大殿筋には十分負荷がかかります。痛みが出ない程度の高さに上げるのがコツです。

「⑤激痛がある人の1分バタ足」は、痛みがある人のやり方です。ぎっくり腰のような激痛がある場合は、少し足を上げても痛みが出ます。

その場合は、お尻を締めるだけでかまいません。うつぶせに寝たまま、肛門をギュッと締める動作だけを繰り返します。

③左右のバランスをよくする1分バタ足のやり方

1回10秒×6

左が上がらない場合

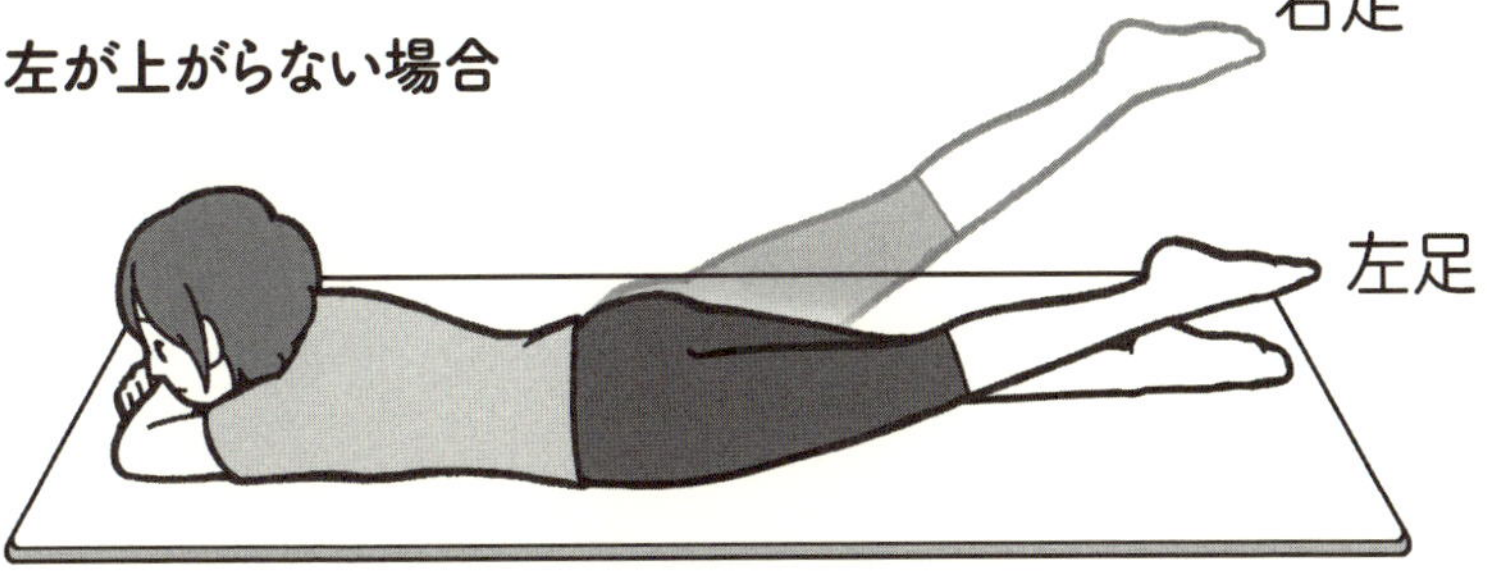

1 うつぶせに寝て、足を伸ばす。両腕は軽く重ねてあごの上にのせる(首が痛い人はあごをひきおでこに手をあてる)。その体勢から、つま先とひざをまっすぐ伸ばしたまま、片足を上げる。次にもう一方の足を上げて、高く上がらないほうの足を確認する

ここまま10秒キープ

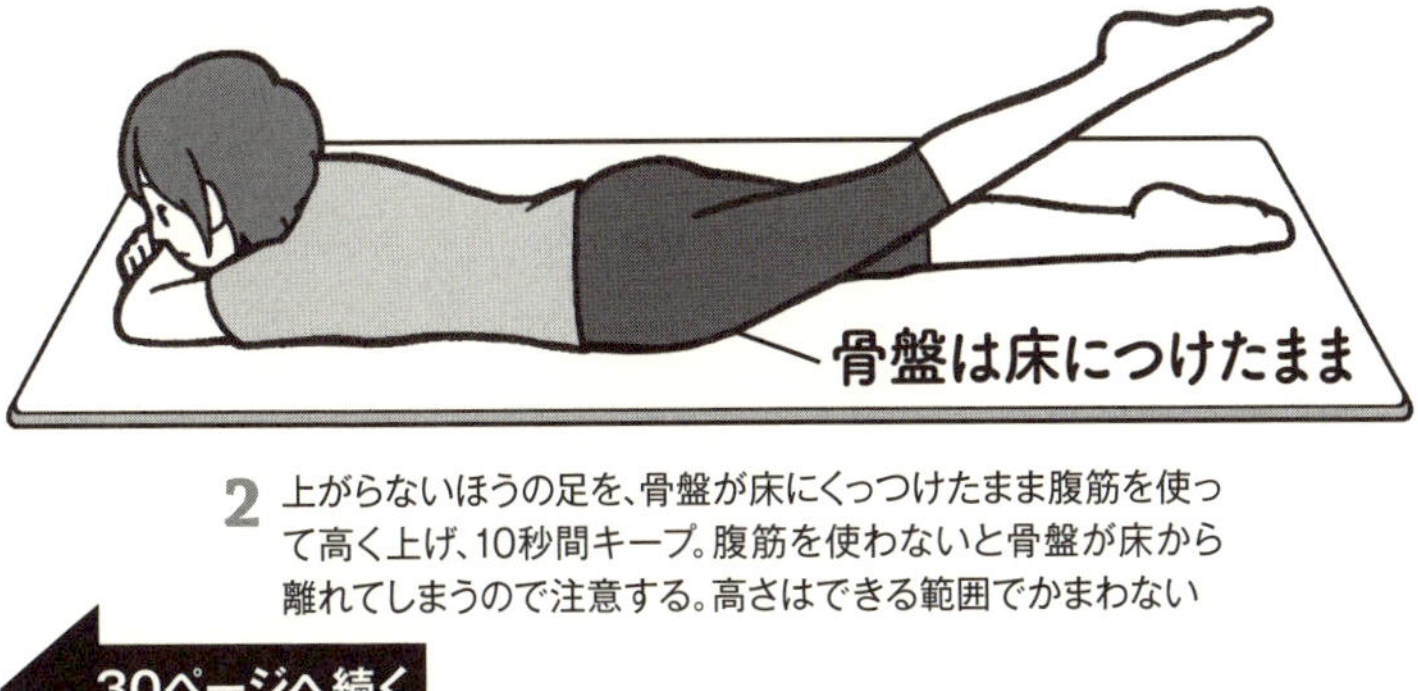

2 上がらないほうの足を、骨盤が床にくっつけたまま腹筋を使って高く上げ、10秒間キープ。腹筋を使わないと骨盤が床から離れてしまうので注意する。高さはできる範囲でかまわない

30ページへ続く

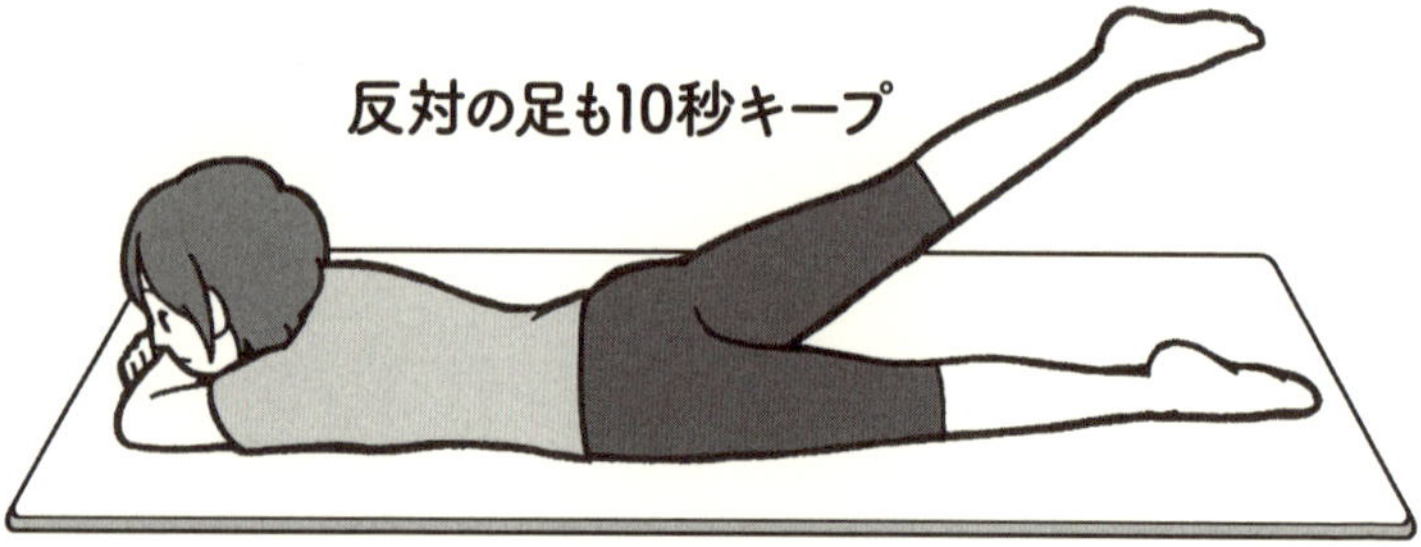

3 10秒たったら足を下ろす。次に反対側の足は①基本のやり方の要領で上げて10秒間キープ

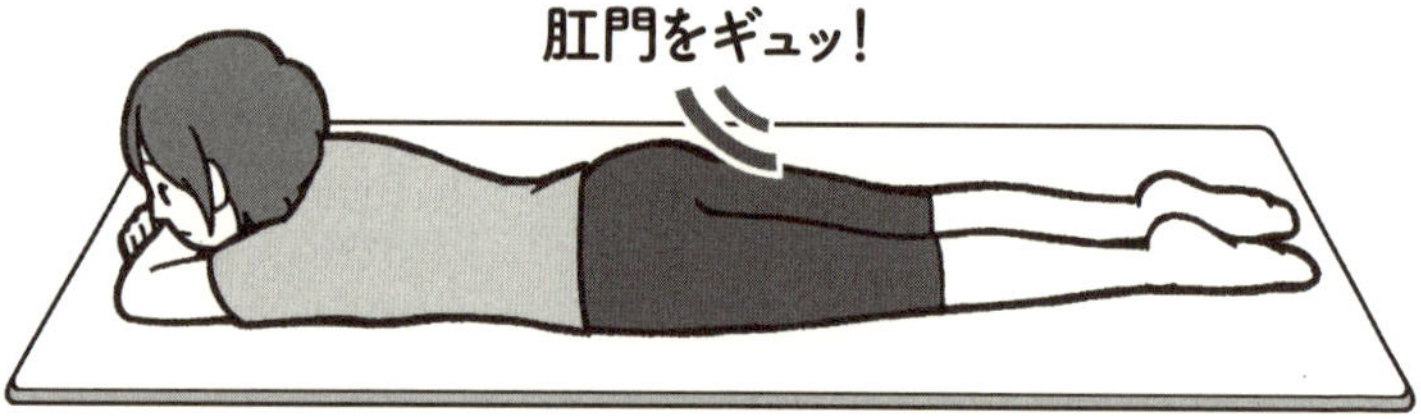

4 10秒たったら足を下ろし、両足をつけた状態で、お尻に力を入れ肛門をギュッと締めて、この姿勢を10秒間キープ。1～4を2回繰り返して1セット。1日2セット行うとさらに効果的

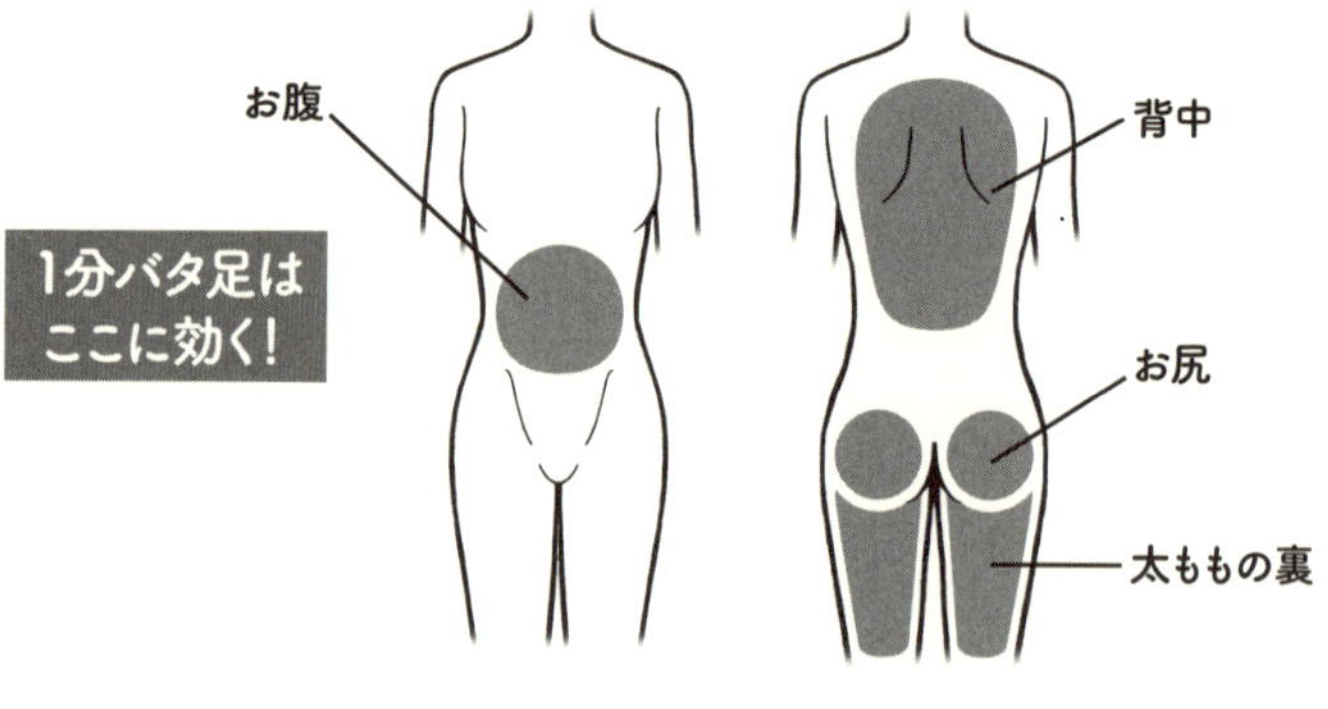

④腰痛がある人の1分バタ足のやり方

1回10秒×6

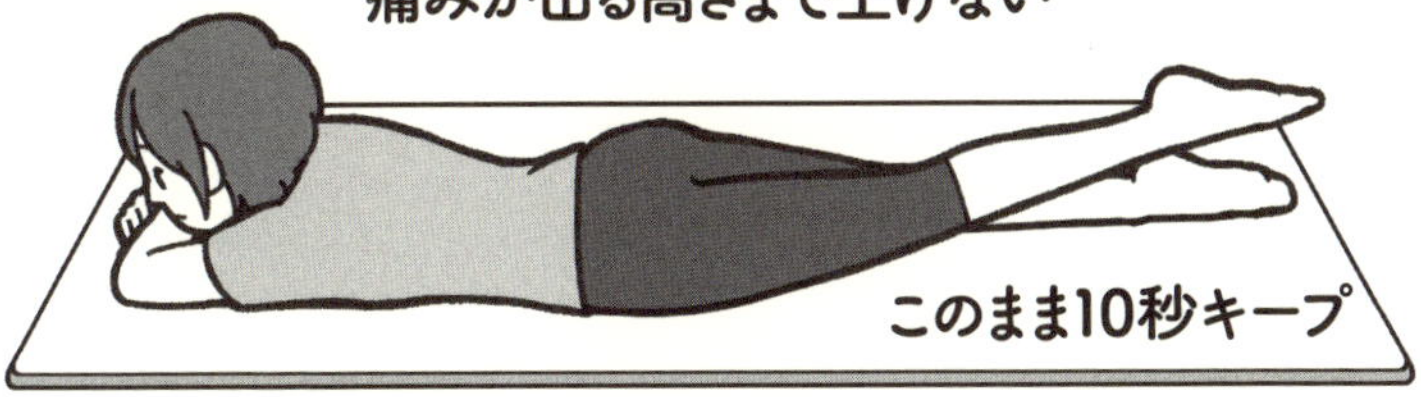
痛みが出る高さまで上げない

1 うつぶせに寝て、足を伸ばす。両腕は軽く重ねてあごの上にのせる(首が痛い人はあごをひきおでこに手をあてる)。その体勢から、つま先とひざをまっすぐ伸ばしたまま、片足を少しだけ上げて10秒間キープ。10秒たったら足を下ろし、反対側の足も少しだけ上げて10秒間キープ

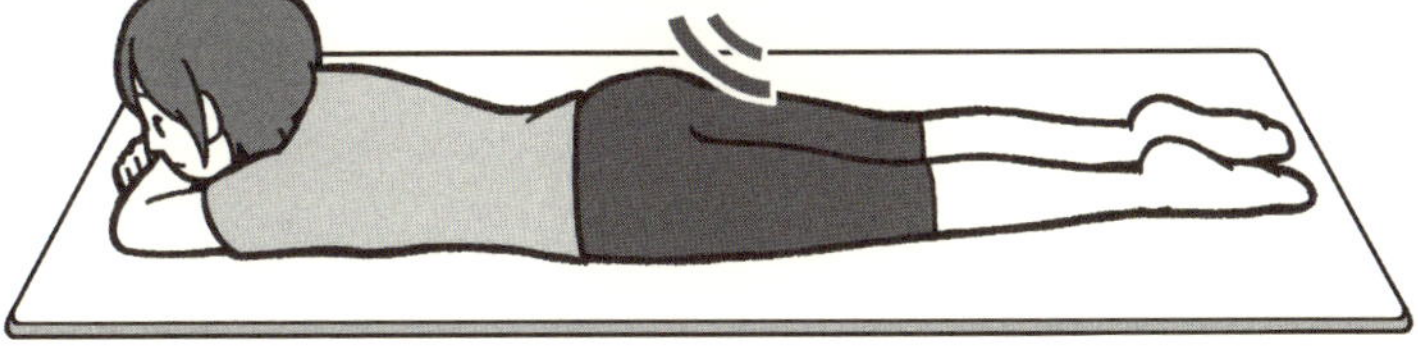

2 10秒たったら足を下ろし、両足をつけた状態で、お尻に力を入れ肛門をギュッと締めて、この姿勢を10秒間キープ。1～4を2回繰り返して1セット。1日2セット行うとさらに効果的

1分バタ足はここに効く!

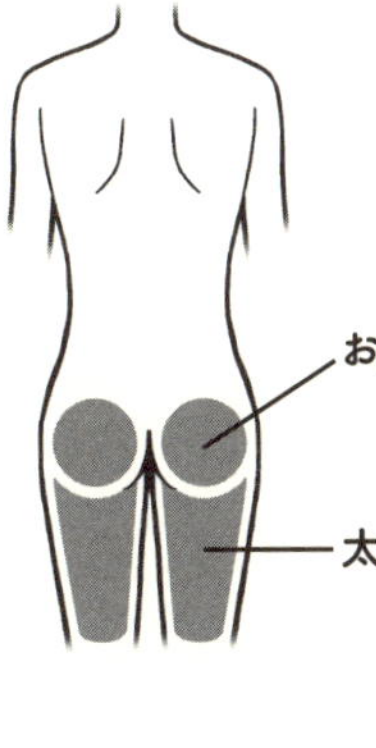
お尻
太ももの裏

32ページへ続く

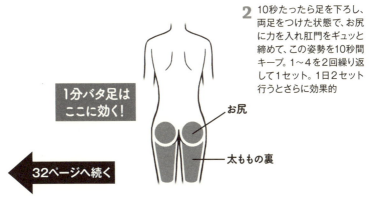

⑤激痛がある人の1分筋トレのやり方

1回10秒×6

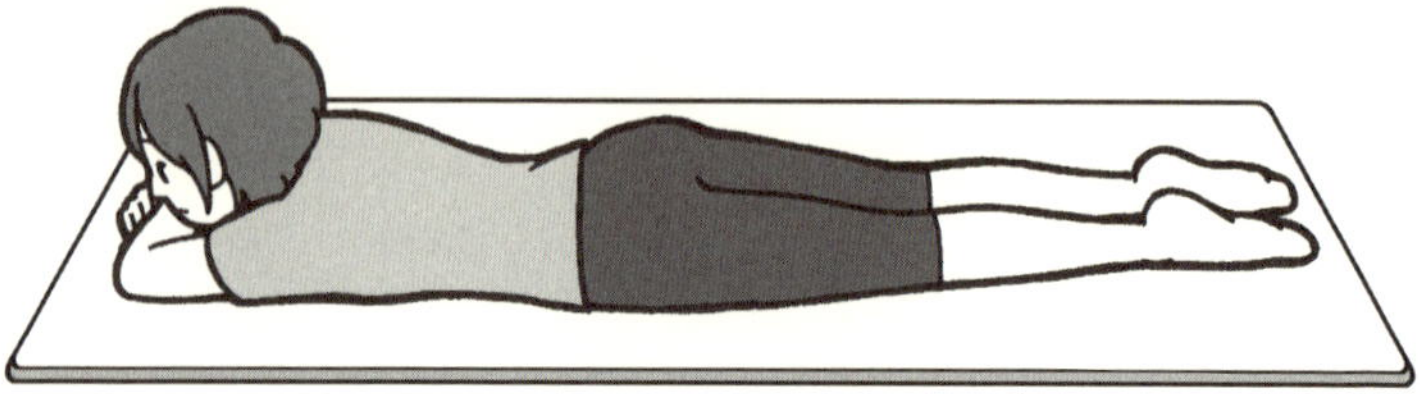

1 うつぶせに寝て、足を伸ばす。両腕は軽く重ねてあごの上にのせる(首が痛い人はあごをひきおでこに手をあてる)

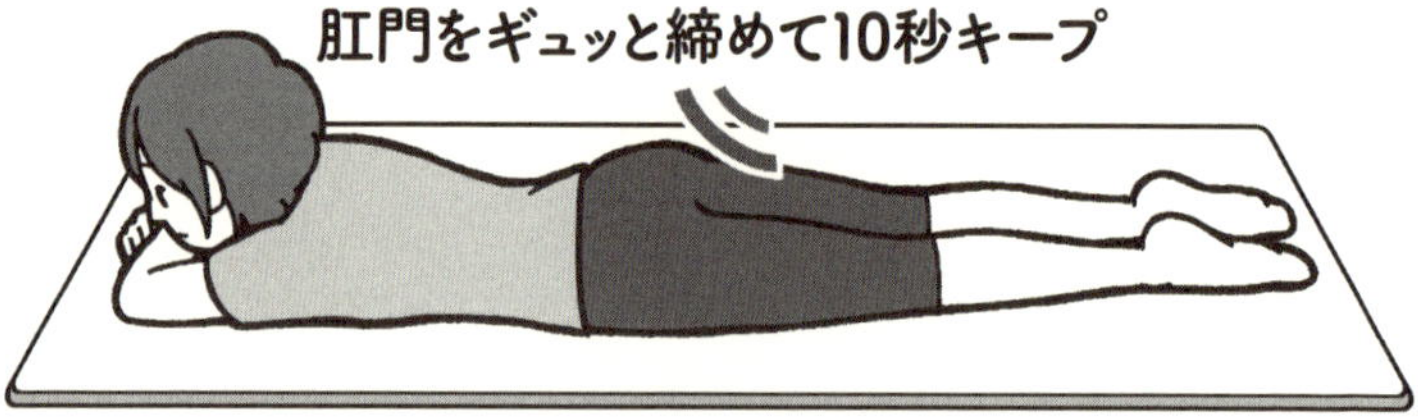

2 両足をつけた状態で、お尻に力を入れ肛門をギュッと締めて、この姿勢を10秒間キープ。1～4を6回繰り返して1セット。1日2セット行うとさらに効果的

1分バタ足はここに効く！

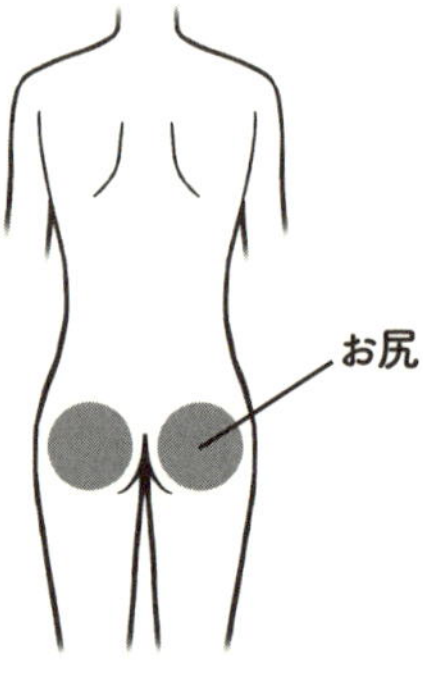

1分バタ足でウラ筋を鍛えるとなぜ腰痛が改善されるのか？

なぜお尻を締めることが大事なのか？

1分バタ足体操（以下「1分バタ足」）は最後にお尻を締めて10秒キープして終了ですが、この意味についてここで詳しく説明しましょう。

「⑤激痛がある人の1分バタ足」は、お尻を締める、具体的には肛門を締めるのですが、この動作だけでも大殿筋は強化されます。

代表的なウラ筋である大殿筋は、肛門を締めるときに使われる筋肉です。肛門をギュッと締めると、お尻の筋肉が緊張するのがわかると思います。その筋肉が大殿筋です。

大殿筋がどんな筋肉か、もっとわかりやすい方法があります。まず立ち上がって、普通に肛門を締めてみてください。そして、どのくらいの強さで締めているのか、その感覚を覚えておいてください。

次にお尻に左右の手をあて、両手で左右のお尻を同時に上に持ち上げたまま肛門を締めてください。最初のときより強く締まるのがわかるはずです。

お尻を持ち上げると肛門が強く締まるのは、手が大殿筋の緊張を補っているからです。

大殿筋がしっかりついている人は、お尻の筋肉が盛り上がっています。

逆に大殿筋が弱い人はお尻が下がっています。下がったお尻を持ち上げることで、大殿筋の力を補うため、肛門を強く締められるのです。

このため、激痛をともなう腰痛があって、足を高く上げることができない人でも、**肛門を締めることによって、最も大事なウラ筋の1つ、大殿筋を鍛えることができるのです。**

激痛がある人は、まず「⑤激痛がある人の1分筋バタ足」から始めてみましょう。足は上げずに肛門だけを締めるので、痛みが出ることはありません。これだけでも、ウラ筋が強化できるので、最速で腰痛を治すことができるのです。

そして、痛みが軽くなってきたら、④腰痛がある人の1分バタ足へと進み、痛みが完全になくなったら、①1分バタ足の基本のやり方とレベルアップさせていくことをおすすめします。

ウラ筋が弱いと腰痛になりやすい

腰痛には骨や神経に原因があるものもありますが、ほとんどの腰痛は筋肉に問題が生じて起こります。

これについては第2章で詳しく説明していますが、結論を先にいうと、**「筋肉量が少ない人ほど腰痛になりやすい」**といえます。

また筋肉の中で衰えやすいのは、大殿筋や背筋などのウラ筋です。私が腰痛の患者さんを診てきた経験からも、ウラ筋の衰えが腰痛の大きな原因の1つであることは間違いありません。

すでに1分バタ足を試された人は、ウラ筋の衰えが自覚できたかもしれませんが、「ウラ筋が弱い人のチェックリスト」というものを作ってみましたので、37ページの15項目をチェックしてみてください。チェック項目が多いほど、ウラ筋が弱っている可能性があります。

ウラ筋が弱い人のチェックリスト

□運動はほとんどしていない
□歩くとすぐ疲れてしまう
□電車で立っているのがつらい
□前かがみで歩くようになった
□靴はいつも外側から減っていく
□下駄や草履ではうまく歩けない
□椅子に座るとき背もたれが背中につく
□手をつかないと立ち上がれない
□若い頃に比べて転びやすくなった
□しゃがむ姿勢が苦手である
□掃除機をかけると腰が痛い
□ぎっくり腰になったことがある
□頻尿や尿もれ、痔の症状がある
□いつも足を同じ方向に組んで座る
□左右どちらかの肩が下がっている

10点以上
ウラ筋がかなり衰えている可能性があります。生活を改めないと自分の足で歩けなくなることも。

6~9点
ウラ筋の衰えが始まっている可能性があります。これ以上、ウラ筋が衰えないように生活習慣を見直しましょう。

5点以下
さほどウラ筋は衰えていないと思われますが、軽くても腰痛がある人は1分バタ足などでさらなるウラ筋強化を。

チェックリストでわかること

チェックリストの内容を説明しておきましょう。ウラ筋は上半身を支える筋肉です。特に大殿筋や背筋が弱っていると、猫背になったり、前かがみで歩くようになったりするのです。

また歩くときは親指に力が入っているほうが楽に歩けます。親指に力を入れるためには、大殿筋に力を入れなければなりません。

しかし大殿筋が弱っている人は、親指に力が入らないため、歩くとすぐ疲れたり、靴の外側が減ったりすることが多いのです。

背もたれに背中をつけて座る人は、背筋が弱い人です。背筋を伸ばしているのがつらいので、背もたれに背中をつけてしまうのです。

椅子から立ち上がるとき、テーブルなどに手をついて立ち上がる人、しゃがむ姿勢が苦手な人はたいてい大殿筋が衰えています。

肛門を締める力が弱いと、頻尿や痔になりやすく、これも大殿筋が弱っている可能性があります。

いつも同じ方向に足を組む人や左右のどちらかの肩が下がっている人は、左右のウラ筋のバランスが崩れている可能性があります。

ウラ筋の左右差、特にお尻の筋肉（大殿筋）のつき方が左右違っている人は骨盤がゆがんでいます。こういう人は、③左右のバランスをよくする1分バタ足を行うことをおすすめします。弱いほうの大殿筋を意識して強化することで、左右差がなくなり、骨盤のゆがみも矯正されてきます。

1分バタ足で背筋、さらには腹筋も強化

②もっと効く1分バタ足は、足を高く上げることで大殿筋への負荷を強くすると同時に背筋も強化します。より高く上げるためには大殿筋だけでなく背筋の力も必要です。「①基本のやり方」である程度、筋肉量が増えてきたら、チャレンジしてみましょう。

また「③左右のバランスをよくする1分バタ足」で、高く上げようとすると、先に述べたように、骨盤が床から離れてしまいますが、そうならないようにがまんしてあげるようにしてください。

骨盤の床につけたまま上げると、必然的に腹筋を使うことになります。腹筋はオモテ筋ですが、背筋と同時に腹筋も鍛えることで上半身が安定し、猫背などの悪い姿勢の解消にもつながるのです。

1分バタ足がどんな運動なのかは、まず体験してみるのが早道です。そのため、この章では理論よりも先にやり方を説明しました。

少しでも体験してから、理論を知るほうが理解しやすいと思います。ぜひ第2章以降も、1分バタ足をやりながら読み進めてください。**ウラ筋が早く強化されればされるほど、腰痛は最速で治っていきます。**

第2章

腰痛を改善するにはウラ筋を鍛えなさい

1分ウラ筋トレは背中側の広範囲にわたる筋肉が無理なく強化できる

ウラ筋とは何か？

本書では体の裏側の筋肉を「ウラ筋」と呼んでいますが、ウラ筋はどの筋肉を指すのか具体的に説明していきましょう。

人間の体を後ろから見て、**首の後ろから胴体の背中側、お尻、太ももの裏、ふくらはぎからアキレス腱のあたりまでの筋肉をウラ筋**とします。

おもなウラ筋の名前を具体的にあげると、上半身では首や肩から背中にかけての僧《そう》帽筋《ぼうきん》、胸の裏側あたりから腰に至る広背筋《こうはいきん》、さらに背中の深部には脊柱起立筋《せきちゅうきりつきん》という筋肉群があります。これらの筋肉を総称したものが「背筋《はいきん》」です。

そして、下半身には、お尻のメインの筋肉である大殿筋、お尻の横にある中殿筋、太ももの裏側の大腿二頭筋、ふくらはぎの筋肉である下腿三頭筋があります。

背中、腰、お尻、太ももの裏、ふくらはぎ…。大きく分けると、ウラ筋は5つの部位に分けられますが、**第1章でやり方を紹介した1分バタ足は、この5つのウラ筋を同時に鍛えることができるのです。**

1分バタ足は5つのウラ筋を同時に鍛える!

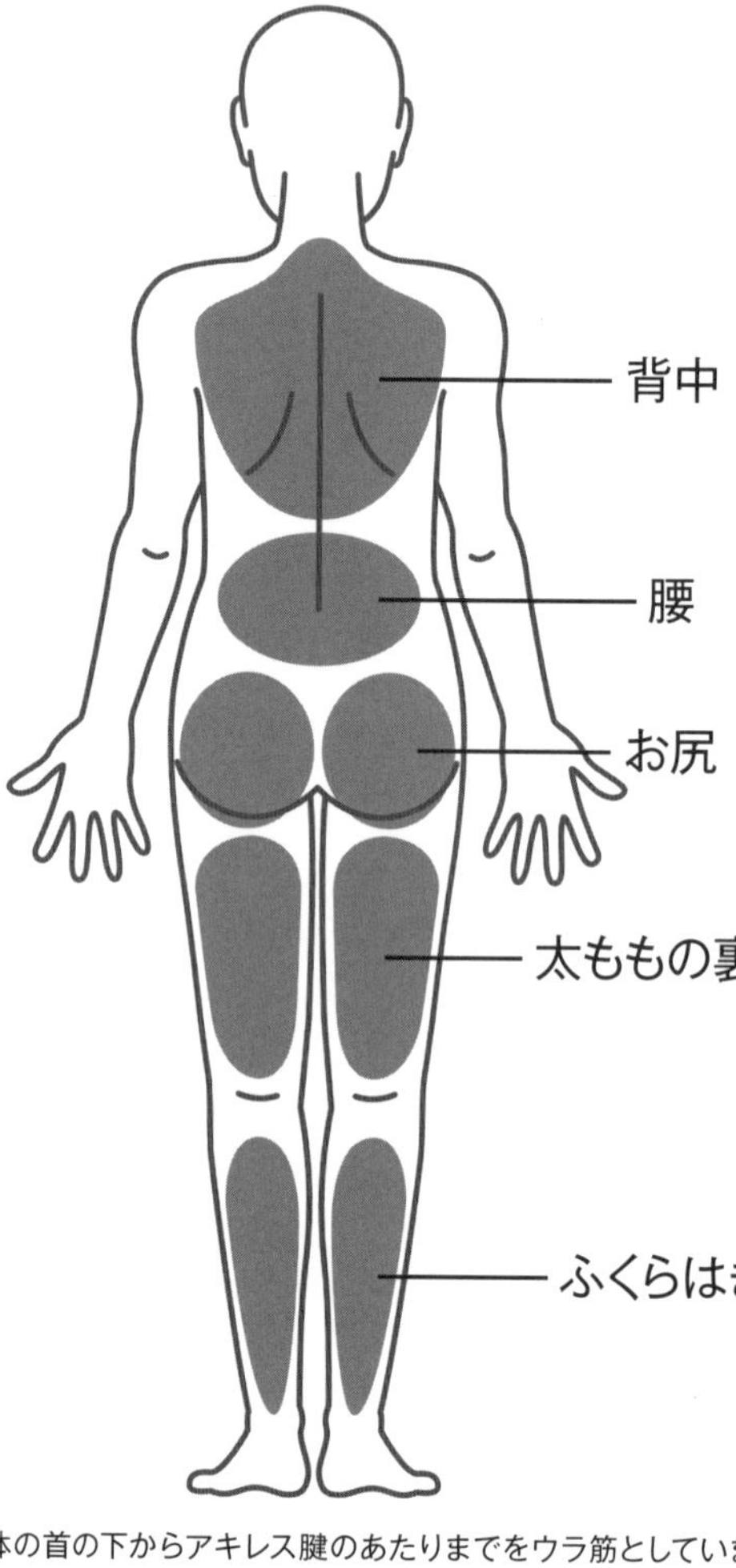

本書では胴体の首の下からアキレス腱のあたりまでをウラ筋としています。
足を高く上げてバタ足を行うと、5つの部位が同時に鍛えることができます。

歩くだけでは使われない筋肉

筋肉は前も後ろも大事ですが、私たちはふだん、ウラ筋を意識することはありません。お腹の筋肉がないのが気になって腹筋を始める人はたくさんいますが、それに比べて背筋のトレーニングを意識的に行う人は少ないようです。

また筋肉は負荷をかけていないと筋肉量が減少し、筋力が低下します。よく筋力低下の原因として「加齢」があげられますが、これは厳密にいえば正しくありません。早い人では40代くらいから筋力の衰えを実感するようですが、**70代でも80代でも、筋肉運動を行えば筋肉量は増加することがわかっています。**

加齢で筋肉量が減るというのは、一般的に加齢とともに活動量が減ってくるからです。定年で仕事をリタイアして通勤する必要がなくなると、それだけでも活動量は激減します。

主婦もお嫁さんに家事をまかせてしまうと、仕事をしていた人と同様に活動量が減って筋力が衰えてくる人が多いようです。

逆に高齢になっても、スポーツなどを楽しんでいる人は、何もしない人に比べ、筋力の衰えは少ないこともわかっています。

ようするに、筋肉量が減少するのは日々の活動量の不足、簡単にいってしまえば「運動不足」です。若い人でも運動不足なら、筋肉量は減少します。

特に現代の便利な世の中では、日常生活における肉体労働的な活動が少なくなり、多くの人が運動不足におちいっています。

この筋肉量の減少を表の筋肉（オモテ筋）とウラ筋に分けてみると、**ウラ筋のほうが筋肉量の減少が激しいのです。**

例えば、歩くときにひざを伸ばしたり、脚を上げるために使われるおもな筋肉は太もものオモテ筋である大腿四頭筋です。

一方、ウラ筋の大腿二頭筋は脚を後ろのほうに振るために必要な筋肉なので、歩くだけではほとんど使われません。

また大腿二頭筋と連動して動くのが、お尻の筋肉である大殿筋ですが、これも歩くくらいではほとんど使われないのです。

使われない筋肉はボケる！

ある動作を行うためには、脳が必要な筋肉に指令を与えなければなりません。脳からの指令は神経ネットワークを通って筋肉に伝えられることによって可能になるのです。

筋肉を使わないでいると、その筋肉に指令を与える脳と神経ネットワークの機能まで衰えます。

認知症の介護のリハビリで、車椅子の生活から、歩けるようにするためには、筋力をつけるより前に、まず歩く動作を思い出させることが必要で、「右足を前に出したら、次に左足を前に」といった歩き方から教えていくのだそうです。

車椅子の生活を何年も続けていると、歩くときにどの筋肉を使うのか忘れてしまうのでしょう。

ところが、認知症の人でも、筋肉の使い方を思い出せることによって、再び歩けるようになってくるというのです。

健常者でもこのようなことが起こります。中高年になると転びやすくなりますが、これは転倒を回避するための筋肉がうまく使えなくなっていることが原因です。

年々筋力が低下してくると、若い頃と同じような感覚で筋肉を動かそうとしてもうまくいきません。そのため転んでしまうのです。

このように、筋肉を動かす指令が脳からうまく伝わらず、筋肉が思うように動かせなくなった状態のことを、私は「筋ボケ」と呼んでいます。

オモテ筋とウラ筋では、ウラ筋のほうが筋ボケが起こりやすいと考えられます。その理由は、ウラ筋は目に見えないからです。

お腹の筋肉がたるんできたからと腹筋を鍛える人がいますが、それはお腹の筋肉が目に見えるからです。

筋トレを行うときは、鍛えようとする部位を意識することが大事だといわれます。例えば、「腹筋を緊張させなさい」といわれたら、これは簡単にできるでしょう。目に見える筋肉は意識しやすいのです。

ところが、「お尻の筋肉を緊張させなさい」といわれたらどうでしょう。うまくできるでしょうか。お尻の筋肉は目に見えないので、意識しにくいと思います。

お尻の筋肉も筋ボケを起こしている

実は、お尻の筋肉を緊張させるには、肛門をギュッと締める必要があるのですが、まったく違った意識の仕方をしていた人もいるのではないでしょうか。

今度は、お尻に手を当てたまま肛門をギュッと締めて試してみてください。おそらくさっきよりもお尻の筋肉が硬くなったのではないでしょうか。

肛門を直接的に締める筋肉は肛門括約筋《かつやくきん》ですが、お尻の筋肉と肛門括約筋は連動しています。ところが、お尻の筋肉が筋ボケを起こしていると、肛門を締める力も弱くなってしまうのです。

お尻の筋肉を使う動作の1つに、しゃがむ動作があります。しかし、現代人の生活ではこの動作をすることが少なくなりました。

最も大きな変化は、トイレが洋式に変わったこと。今や新しい住宅のトイレは洋式が基本になりました。駅などの公衆トイレも和式は少なくなりつつあります。

洋式トイレは高齢者など筋力が弱った人にはやさしいのですが、洋式が基本になったことで、若い人のお尻の筋力低下を招く要因の1つともなったと私は考えています。

和式トイレはしゃがんで用を足すため、必然的にお尻の筋肉を緊張させなければなりません。現代はその機会がかなり失われてしまったのです。

とはいえ、再び和式トイレの生活に戻れるわけではありません。その代わりに行ってほしいのが、1分バタ足なのです。

お尻の筋肉は、1分バタ足を行うために不可欠な筋肉です。また足を高く上げることによって、太もものウラ筋やふくらはぎの筋肉、さらには背筋までも鍛えることができるのです。

1分バタ足は、ふだん見えないウラ筋を意識することにもつながります。1分バタ足を続けていると、より高く足が上がるようになり、長い時間上げられるようになってきます。つまり、ウラ筋の筋力アップも意識できるようになるわけです。

筋肉量が少なくなると血流が悪化し痛みの原因に！ウラ筋を鍛えなければ腰痛は改善しない

腰痛の原因はさまざまある

ふだん重いものを持ち上げることがない人が、宅急便の荷物を持とうとして、腰痛になることがあります。

重い荷物を持つときは腰を落としてから持ち上げないといけません。腰を落とさず、中腰の状態で持ち上げると、腰の筋肉に負担をかけるため、腰痛を起こしてしまうのです。

いつも重い荷物を持ち上げる仕事をしている人は、こんなことにはならないので、これも筋ボケの一種といえるでしょう。

いわゆる「ぎっくり腰」はこういうときに起こります。ぎっくり腰が起こるメカニズムは医学的にもまだよくわかっていませんが、そのほとんどは準備状態になっていない腰まわりの筋肉が、急に収縮することによってダメージを受け、炎症を起こすことが原因といわれています。

ただ、**ぎっくり腰は、若い人より中高年に多いことから、筋力低下も関わっている**

と考えられます。

つまり、筋力がある若い人なら、多少無理な力が加わっても耐えられますが、筋力が低下している中高年は耐えきれず炎症を起こしてしまうというわけです。

ぎっくり腰は急な動作によって起こる筋肉の炎症なので、安静にしていると1週間から10日ほどで痛みがほとんどなくなるのが一般的です。

腰痛というと、ぎっくり腰のようなものを想像する人が多いようですが、別の原因で起こる腰痛もあります。

背骨のクッションが壊れる椎間板ヘルニア

腰痛を起こす病気としてよく知られているのが椎間板《ついかんばん》ヘルニアです。背骨は「椎骨《ついこつ》」と呼ばれる24個の骨がつながって構成されていますが、このうち腰の5つの椎骨のことを「腰椎《ようつい》」と呼びます。

椎骨と椎骨の間には「椎間板」とよばれる軟骨組織がはさまれています。椎間板は弾力性があるため、背骨に加わる衝撃を和らげるクッションの役目をしています。

しかし、極端に強い衝撃などによって、椎骨と椎骨の間から椎間板が飛び出てくることがあります。どら焼きの皮を骨とするならば、あんこが椎間板です。どら焼きを強く押せば、あんこが飛び出てきますが、そのような状態です。

そして飛び出た椎間板が神経を圧迫することによって、神経が刺激されて痛みが出るのが椎間板ヘルニアです。

腰痛が起こるのは腰椎と腰椎の間の椎間板が原因なので、正確には「腰部椎間板ヘルニア」といいます。首の骨（頸椎《けいつい》）に起これば「頸部椎間板ヘルニア」です。

整形外科で行われる椎間板ヘルニアの診断の決め手は、椎間板が神経に触れているかどうかです。そのため、診断にはＭＲＩ（磁気を用いた画像診断法）の画像が必要です。

ちなみに診断のためにレントゲンを撮ることもありますが、椎間板が写らないので、確定診断はＭＲＩで行うのです。

軽度の椎間板ヘルニアであれば、痛み止めの薬などで痛みをとり、ストレッチなどのリハビリ体操を行うと改善できることもあります。

ただし神経が強く圧迫されていて、激しい痛みがある場合は、神経の圧迫を取り除く手術が検討されます。

ここまでの説明は整形外科で一般的にいわれていることです。整形外科で神経の圧迫が原因といわれたのに、実際はそうでない場合もあるのです。そのことについては、後で説明することにします。

加齢が原因といわれる脊柱狭窄症

椎間板ヘルニアは比較的若い人に多いといわれますが、中高年に圧倒的に多いといわれるのが脊柱管狭窄症《せきちゅうかんきょうさくしょう》です。

背骨を構成する椎骨には「椎孔《ついこう》」と呼ばれるすき間があり、背骨でトンネルのようにつながっています。この背骨の中のトンネルのことを「脊柱管」といいます。

脊柱管の中には脊髄《せきずい》神経と、それに続く馬尾《ばび》神経（馬のしっぽのような形をした神経）が通っています。脊柱管狭窄症はこの脊柱管が狭くなって、中を通る神経を圧迫して腰痛が起こる病気です。

脊柱管が狭くなる原因はさまざまですが、加齢によって骨や椎間板、靱帯《じんたい》などが変形したりして狭くなるといわれています。

脊柱管狭窄症に特徴的なのは、腰を反らすと痛みが出ることです。これは腰を反らすと、より脊柱管が狭くなるためで、逆に腰を丸めると脊柱管が広がり、痛みが軽くなります。


ところで脊柱管狭窄症の症状は腰痛だけではありません。他に脚がしびれて休みながらでないと長い距離を歩けない「間欠跛行《かんけつはこう》」という症状が出ることもあります。

また脚のしびれは椎間板ヘルニアでも起こります。いずれも背骨から足のほうに通っている坐骨神経を圧迫して起こるといわれています。

このしびれの症状は「坐骨神経痛」と呼ばれています。坐骨《ざこつ》神経はお尻から太ももを通って足に至る神経です。この神経に沿って、しびれや痛みが出るのが坐骨神経痛です。

椎間板ヘルニアと脊柱管狭窄症

正常な背骨（椎体）

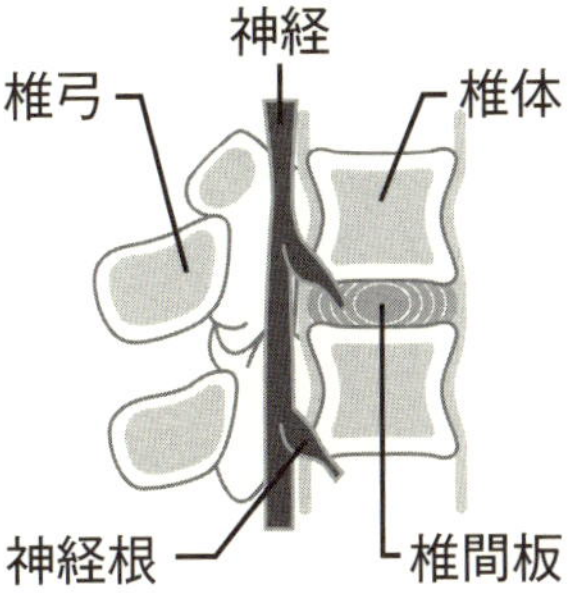

椎間板ヘルニアの状態

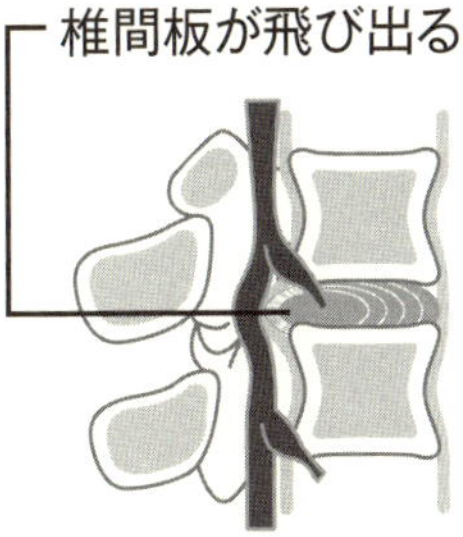

背骨は24個の椎体がつながっていて、椎体と椎体の間にはクッションの役目をする椎間板がある。椎間板が飛び出て神経を圧迫すると痛みやしびれの症状が現れる

正常な脊柱管

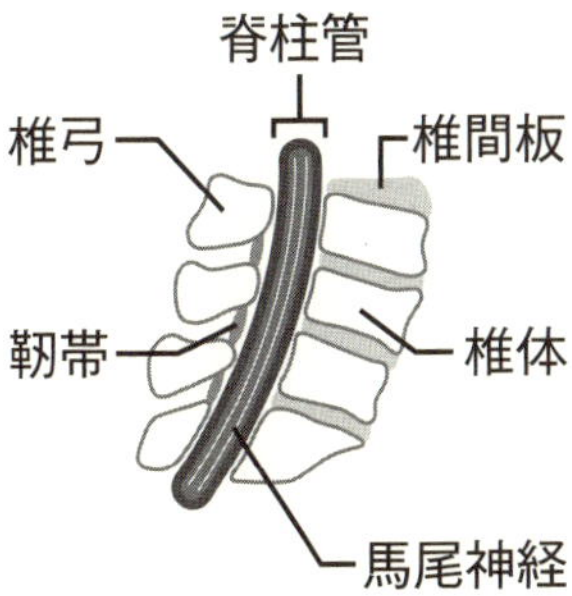

脊柱管狭窄症の状態

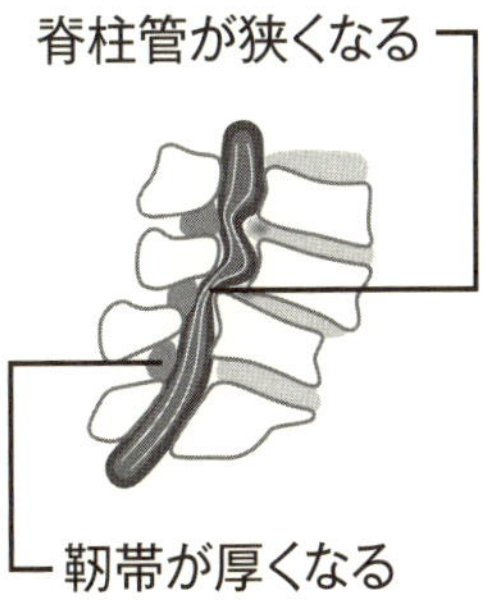

脊柱管は背骨(椎体)の中にあるトンネルで、中に神経(馬尾神経)が通っている。骨の変形や靭帯が厚くなることにより脊柱管が狭くなると神経を圧迫して痛みやしびれの症状が現れる

椎間板ヘルニアと脊柱管狭窄症は、腰痛を起こす病気としてよく知られています。その他、腰椎変形すべり症、変形性脊椎症、骨粗鬆症《こっそしょうしょう》による圧迫骨折などがありますが、いずれも骨などの変形によって起こります。

このような原因がはっきりしている腰痛は、腰痛全体の中ではそれほど多くはありません。

実は腰痛の85％は、整形外科では原因を特定できないのです。「はじめに」でも書きましたが、これらは「非特異的腰痛」といわれ、整形外科の先生によっては「原因がわかりません」といわれることもあります。

しかし、原因なしに痛みが起こるはずがありません。**では何が原因かというと、ぎっくり腰と同じように、原因は「筋肉」にあるのです。**

ぎっくり腰は急性の筋肉の炎症ですが、多くの人が悩んでいる慢性の腰痛は、筋肉への負担などによって起こると考えられます。

さらにいうと、整形外科で椎間板ヘルニアや脊柱管狭窄症と診断された人でも、必ずしも椎間板や骨に原因があるとは限らないのです。

ＭＲＩの画像で椎間板や骨が神経に触れている場合でも、1分バタ足体操（以下

「1分バタ足」）を続けていると、腰痛や坐骨神経痛が治ってしまうことがあるからです。この場合は、神経の「圧迫」が腰痛の原因ではなかったことになります。

ではどうして1分バタ足を続けると、腰痛が改善するのでしょうか。**それは、1分バタ足によって、ウラ筋が強化されるからです。**

筋肉の中にはたくさんの血管が通っています。筋肉には血管の収縮や拡張を補助して血流をよくする働きがあるため、筋肉量が少ないと血流が悪化します。

また筋肉には熱を作り出す働きがありますが、筋肉量が少ないと熱が作れないため、その部位の体温も低下します。これもまた血流を悪化させる原因になります。

血液は体のすべての細胞に酸素と栄養素を送りとどける働きがあります。このため血流が悪くなると、神経細胞などが酸素欠乏状態になり、痛みを引き起こす物質が作られます。これが腰痛を引き起こす原因の1つです。

もう1つ、筋肉には神経を守る働きがあります。筋肉の中には神経もたくさん通っていますが、筋肉量が少ないと神経が外からの刺激を受けやすくなります。

例えば、坐骨神経はお尻から太ももの裏を通る太い神経ですが、お尻や太もものウラ筋がやせていると、神経が刺激されやすくなります。逆にお尻などの筋肉が盛り上がっていれば、坐骨神経はしっかり守られるのです。

ストレスが腰の筋肉を硬くする

筋肉と痛みの関係でいうと、筋肉のこりも痛みの原因になります。肩こりもその1つです。

肩の筋肉が硬くなっていると、筋肉が血管の収縮や拡張を補助できないので、血流が悪化します。後はこれまで述べてきたのと同じ理屈で、肩に痛みが出てくるのです。手で触れることのできる肩はわかりやすい例ですが、慢性的な腰痛のある人も、腰の筋肉が硬くなっていることがよくあります。

腰の筋肉が硬くなる原因は「ストレス」です。ストレスには物理的なストレスと精神的ストレスがありますが、まず物理的なストレスから見ていきましょう。

腰痛を起こす物理的なストレスとは、悪い姿勢です。猫背や、中腰もそうですが、1番問題なのは同じ姿勢を長時間とり続けること。例えば、座りっぱなしの姿勢を続けていると、その物理的なストレスで腰の筋肉は硬くなります。

次に精神的なストレスです。一般にストレスといえば、精神的ストレスのことを指しますが、仕事の重圧、家庭の悩み、心配事などがこれに当たります。ストレスを抱えていると、自律神経のバランスが悪くなり、血流の悪化を引き起こして筋肉を硬くするのです。

自律神経には緊張しているときに優位に働く交感神経と、リラックスしているときに優位に働く副交感神経があります。

ストレスがあると、体は交感神経を優位にして緊張します。交感神経が優位になると、血管は収縮し血流が悪くなります。また緊張しているときは体も縮こまるため、筋肉が硬くなり、さらに血流が悪化します。

最近の研究では、精神的なストレスを取りのぞくと、腰痛が改善する例があるということで注目されています。

ウラ筋は骨盤を安定させ、背骨を土台から支えるので腰痛が消え姿勢もよくなる

体幹がしっかりすると腰痛が改善

最近、「体幹」という言葉をよく耳にします。体幹とは頭や手足を除く胴体部分のことを指します。

筋トレなども体幹トレーニングがブームですが、アスリートたちは体幹を鍛えると、より力を発揮しやすくなります。

体幹を鍛えるためには、オモテ筋とウラ筋のバランスが大事です。腹筋ばかり鍛えても、背筋を鍛えなければバランスが保てません。

これまで述べてきたように、現代人の多くはウラ筋が衰えていますから、筋トレをするなら、ウラ筋を意識的に鍛える必要があります。

また体幹のウラ筋は、背筋とお尻の筋肉ですから、ここを鍛えることは腰痛の改善にもつながります。

さて、体幹の中心には背骨があります。頭は背骨が支えていますが、背骨は主にオモテ筋の腹筋とウラ筋の背筋によって、しっかり支えられています。

逆にこれらの筋肉が弱いと、頭の重みを背骨が支えきれなくなり、猫背などの悪い姿勢の原因になります。

このように背骨の上は頭の骨に接していますが、下はどの骨と接しているのでしょうか。

答えは「骨盤」です。骨盤は背骨の土台となる骨であると同時に、大腿骨と接する骨でもあります。つまり体幹と脚をつなぐ骨なのです。

骨盤は背骨とつながる「仙骨」と大腿骨がつながる「腸骨」の総称です。そして仙骨と腸骨には軟骨がかぶり、両者の間には滑液《かつえき》を含んだわずかなすき間があります。ここを仙腸関節といいます。

仙腸関節にすき間があるのは、背骨を含む体幹の衝撃を和らげるためです。もしも仙腸関節がなければ、腸骨は体幹の重みをまともに受けてしまいます。これを避けるために、仙腸関節には「ゆるみ」があるのです。

体幹の衝撃をゆるめる耐震装置としての役割を果たしているのが仙腸関節なのです。

仙腸関節は人体の耐震装置

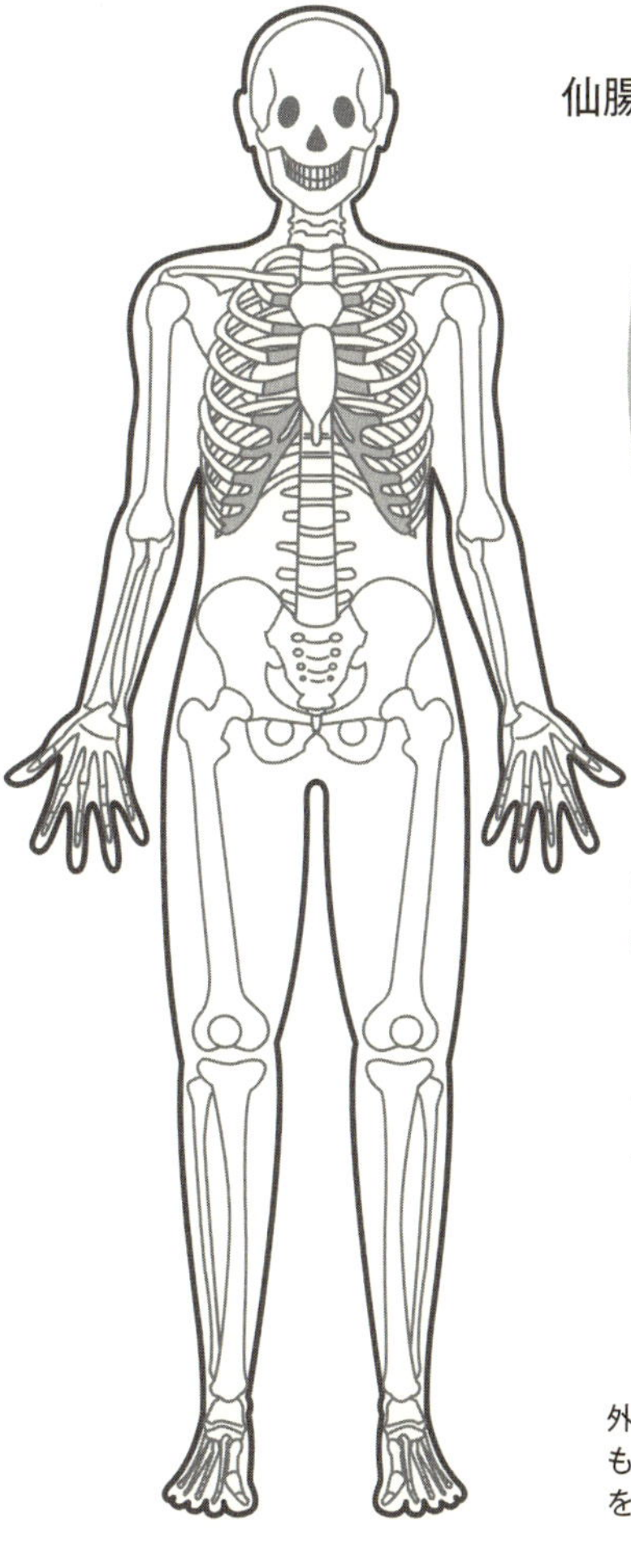

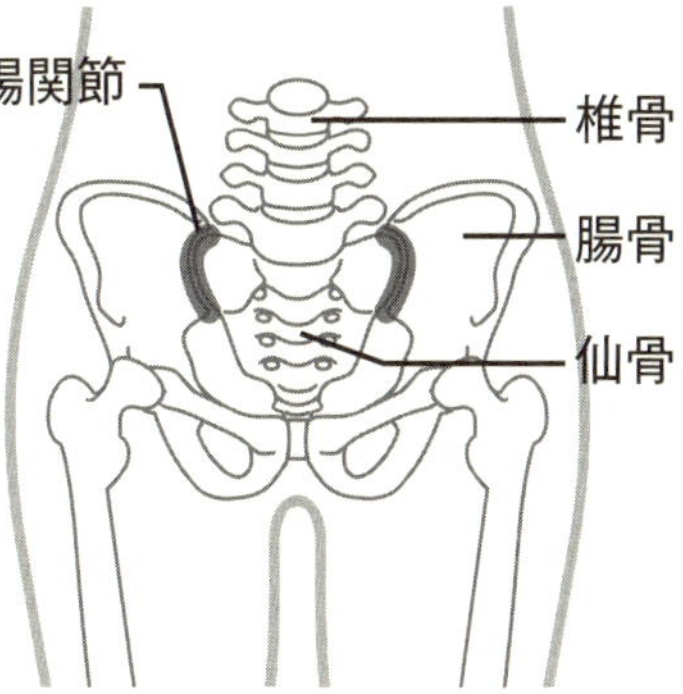

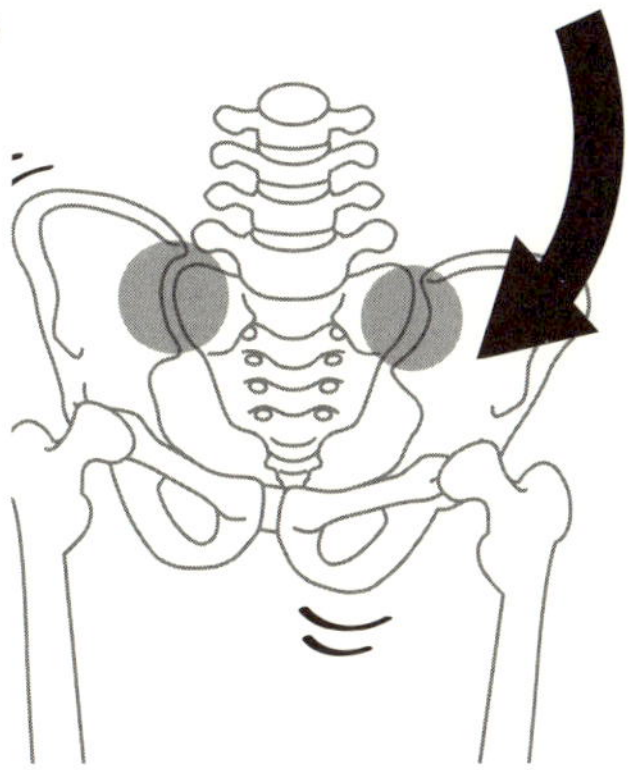

外部から衝撃が加わって骨盤が揺れても、仙腸関節が衝撃を吸収しダメージをやわらげている

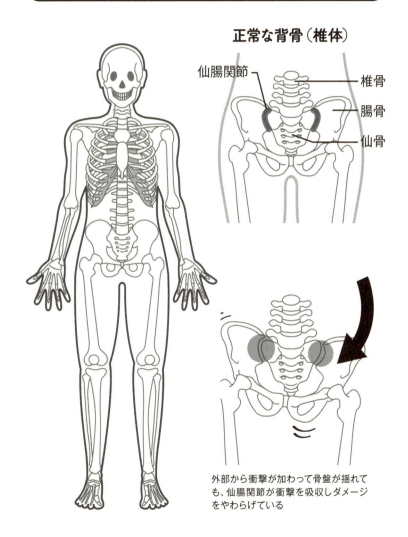

骨や関節を安定させるのは筋肉

背骨は腹筋と背筋、大腿骨は太ももの筋肉によって支えられています。そして骨盤を裏側から支えているのが、お尻の筋肉の中で1番大きい大殿筋《だいでんきん》です。耐震装置である仙腸関節ですが、強い力を受ければ仙骨と腸骨がぶつかってしまいます。そうならないように、大殿筋が仙腸関節を保護しているのです。

さて先ほど体幹についてお話ししましたが、体幹もまた骨と筋肉によって保護されています。

大殿筋に包まれた骨盤を含む体幹を支えているのは、脚の骨と筋肉です。腸骨には臼蓋《きゅうがい》というくぼみがあり、ここと大腿骨頭が接しています。ここが股関節です。

体幹の重みは左右の股関節で支えています。ですから股関節から伸びている大腿骨を保護する筋肉がしっかりしていないといけません。

大腿骨を保護する筋肉は太ももの筋肉です。太ももの筋肉にもオモテ筋とウラ筋があります。主なオモテ筋は大腿四頭筋、主なウラ筋は大腿二頭筋です。

ちなみに、大腿二頭筋を含む太もものウラ筋を総称してハムストリングスといいます。もともとの意味は「もも肉のひも」で、食べ物のハムの語源にもなっています。

大腿四頭筋は、ひざを伸ばして、ももを上げる筋肉です。この筋肉が衰えていると、階段を上るのが大変になります。駅などの階段を上るとすぐ疲れてしまう人は大腿四頭筋が弱っているといえるでしょう。

また大腿四頭筋はひざ関節を保護する筋肉なので、この筋肉が衰えると、ひざ痛を起こしやすくなります。このため、ひざの痛みがある人に行われるリハビリ体操は大腿四頭筋を強化する体操が中心になっています。

これに対して、太もものウラ筋であるハムストリングスはスポーツ以外ではあまり注目されることがありません。おそらく、日常生活であまり使う機会がないからでしょう。

ハムストリングスはひざを曲げて足を後ろに動かすときに使われる筋肉です。つまり走ったり、ジャンプするときに必要な筋肉なので、日常生活の動作ではさほど使われないのです。

しかし太ももの筋肉もオモテ筋とウラ筋のバランスが悪いと、体幹を安定して支えることができなくなってしまいます。

背骨のデコボコが浮き出て見える人は要注意

今度は骨盤から上の骨を見てみましょう。骨盤から上の骨の中心になるのは背骨です。背骨は骨盤に対し、↓を上から突き刺したような形になっています。矢印の部分が仙骨です。

胸の骨である胸骨も背骨とくっついていますから、体をまっすぐに保つには背骨が安定していることが重要です。

ところで今、「体をまっすぐに保つ」といいましたが、実際の背骨はゆるやかなS字状のカーブを描いています。S字状になっていることで、骨にかかる重みを分散でき、動きやすくなっています。

さて、背骨は手で触ることができます。椎骨がつながったものなので、触っていくと突き出た部分とそうでない部分があるのがわかります。

自分の背中を見る機会はあまりないかもしれませんが、温泉に行ったときなど、他人の背中を見たことがあるのではないでしょうか。

そんなとき、背骨のデコボコが浮き出ている人を見たことはありませんか。**これは背骨の横の筋肉が弱いためで、こういう人は腰痛にもなりやすいのです。本来、背骨は隠れていなければなりません。**

いつも背すじがピンと伸びてる人は、背筋《はいきん》がしっかりある人です。背筋が弱い人は背すじを伸ばしているのがつらくて、すぐに猫背になってしまいます。

猫背のほうが楽だと思っていると、背骨を正しく伸ばすことも忘れてしまいます。猫背の人に「背すじを伸ばしてください」というと、背中を反らす人がいますが、こういう人は背骨がどうなっているのが正しい姿勢なのかわからなくなっています。

これも筋ボケです。猫背になっている人は、背筋が衰えて筋ボケを起こしているのです。これを正すには1分バタ足で背筋を強化するしかありません。

第1章の応用編で紹介したように、1分バタ足は足を高く上げることによって背筋まで強化できます。

1分バタ足なら挫折することなく続けられ、腰痛ばかりかスタイルもよくなる

左と右とでウラ筋の付き方が違うと骨盤がゆがむ

第1章の1分バタ足のやり方の中で、左右差を解消する方法を紹介しました。左右の足を上げると、例えば右は高く上がるのに、左があまり上がらないという人がいます。もちろん、その逆の場合もあります。

足が上がらないほうは、お尻などのウラ筋が衰えている証拠です。このように、ウラ筋の付き方が左右で違う人は珍しくありません。

左右のウラ筋のバランスが悪いと、人は無意識のうちにそれを解消しようとするため、骨盤にゆがみが生じます。よく左右の足の長さが違う人がいますが、これは骨盤が左か右に傾いているため、長さが違って見えるのです。

これも腰痛の原因の1つです。今はまだ腰痛を起こしていない人でも、**骨盤のゆがみを放置していると、いずれ腰痛を起こします。**

左右差を解消するには、弱いほうのウラ筋を重点的に鍛える必要があります。そこで、1分バタ足を行う際、弱いほうの足を高く上げるのですが、ただ上げるだけではウラ筋は鍛えられません。

というのは、弱いほうの足を無理に高く上げようとすると、体全体の筋肉を使って上げようとするため、骨盤が床から離れてしまうのです。

いまここで、1分バタ足ができる人は試してみてください。弱いほうの足を高く上げようとすると、骨盤が床から離れてしまうでしょう。

そこで、骨盤を床につけてまま上げるようにしてみてください。すると、足はそれほど高くは上がりませんが、ウラ筋への負荷が増します。このようにして、弱いほうのウラ筋を鍛えていくのです。

このやり方で、**左右のウラ筋のバランスがよくなれば、骨盤のゆがみも矯正され、腰痛が改善されてくるばかりか、腰痛予備軍の人は発症が防げます。**

また骨盤を床につけたまま足を上げるには、腹筋も使わなければなりません。このやり方で1分バタ足を行うと、オモテ筋である腹筋も同時に鍛えられるのです。

1分バタ足だけが飽きずに長続きできる理由

鍼灸師である私は、腰痛を始め、坐骨神経痛、ひざ痛、股関節痛といった痛みを訴える多くの患者さんを治療しています。

鍼灸治療は痛みに対して即効性がありますが、原因を改善しなければまた痛みが出てきます。原因としてやはり多いのが筋肉量の減少による筋力低下です。もちろん左右の筋肉バランスが悪くなっている人も含まれます。

そこで、筋肉に問題がある患者さんには、自宅で簡単にできる筋トレ法のやり方を指導し、やってもらうことにしています。

ところが筋力が低下している人は、もともと運動が苦手な人が多いのです。そのため、筋トレを指導してもなかなかやってくれません。

私としては、やり方もできるだけ続けられるように簡単にしているのですが、それでもやってくれない人が多いのです。

そんな中、**1分バタ足だけはみなさん続けてくれるのです。その理由は寝たままで**

きることにあるのでしょう。

1分バタ足は床にうつぶせに寝て、足を上に上げるだけの動作です。布団やベッドでもできるので、朝起きたときなど、「ちょっとやってみよう」という気持ちになるのでしょう。

運動が苦手で、ラジオ体操などを含め、**どんな健康体操も続かないという人が、1分バタ足だけは続けてくれます。**そして、腰痛の改善などに効果をあげているのです。

ウォーキングでは筋肉は増えない

中高年が健康のために行っている運動で、最も多くの人が生活に取り入れているのがウォーキングです。

ご存じの人も多いと思いますが、ウォーキングとは速歩きのこと。歩くスピードは、会話はできるが、歌は歌えないくらいの速さがよいでしょう。

歩くことの延長なので、ウォーキングは始めやすい運動の1つです。また、体を動かすことの得意ではない人が続けやすい運動の1つともいえるでしょう。

しかし、ウォーキングでは筋肉量は増えません。そもそもウォーキングは有酸素運動の1つです。

有酸素運動とは酸素を取り入れながら行う運動のことです。酸素を吸いながら、体を動かすと体脂肪をエネルギーとして使うため、減量効果が得られるのです。つまりダイエットなどを目的とするのにウォーキングはよい運動です。

筋肉に負荷もかかりますが、筋肉量を増やす効果は期待できません。せいぜい歩くための筋力低下が予防できる程度です。

またウラ筋に対しては、ウォーキングでは効果がありません。歩くときはウラ筋を使わないので、ウラ筋の減少を防ぐ効果も期待できないのです。

筋肉貯金のためにジムに行っても続かない

最近、「筋肉貯金」という言葉が流行っています。中高年の筋肉量の減少を防ぐため、筋トレをして筋肉を貯金する（増やす）という意味ですが、この言葉が流行るのはそれだけ、筋力低下を実感している人が多いのだと思います。

筋肉貯金のための運動が筋トレです。**筋トレは酸素を使わない無酸素運動です。**呼吸しながら筋肉にグッと負荷をかけることはできません。

筋肉貯金というと、ジムに行ってトレーニングしたり、自宅で行う場合も道具が必要ではないかと考えている人が多いからではないでしょうか。

運動の習慣がない人はジムや道具を購入する出費をためらいがちです。もしかしたらそのことを、運動をやらない言い訳にしているのかもしれません。

あるいは、一歩踏み出そうと運動を始めた場合でも、長続きしません。ジムの会員になり、通い始めたのはよいが、だんだん行かなくなって退会してしまったという話もよく聞きます。またテレビショッピングなどでトレーニングのための道具を購入した人も、熱心にやるのはせいぜい最初の1カ月くらいで、やがて道具が埃をかぶってしまったという人も多いのでは。

ジムや道具の購入は、運動を始めるきっかけにはなりますが、それを持続させるのはなかなか大変なのです。

しかし1分バタ足なら、ジムに通う必要もありませんし、道具も要りません。これも1分筋トレが長く続けられる理由の1つでしょう。

フニャフニャのお尻も3カ月で盛り上がる

お尻の最も大きな筋肉である大殿筋は、重要なウラ筋の1つで、腰痛の改善のためにも強化しなければならない筋肉です。

しかし大殿筋の減少は気づきにくいものです。その理由の1つは、ふだん見ることがないこと。鏡を使わないと自分では見ることができません。そのため、若い頃は大殿筋がどのくらいあって、現在どのくらい少なくなっているかを実感することが難しいのです。

そこで、**1分バタ足を指導するとき、私は手でお尻を触ってみることをすすめています。これをやると、大殿筋がどのくらい増えてきたのか、結果がわかりやすいのです。**それが持続のためのモチベーションにもなります。

個人差はありますが、お尻の筋肉がぺちゃんこの人も、1分バタ足を毎日続けていると、3カ月ほどで、お尻が盛り上がってきます。

寝たままできる1分バタ足は、朝起きたときに行うことをおすすめします。目が覚めると自律神経が副交感神経優位から交感神経優位に切り替わるからです。

自律神経には活動しているときに優位になる交感神経と、休息しているときに優位になる副交感神経があります。睡眠中は副交感神経が優位になっていますが、起きて活動するとだんだん交感神経優位に切り替わってくるのです。

目が覚めたら、布団の上で1分バタ足を行うと、体を動かすことで自律神経が交感神経優位に切り替わりやすくなるため、パッと起きることができます。


1分バタ足の結果を知るには、お尻を触ることの他に、ときどきお尻を鏡に映して見ることも大事です。

自分のお尻を定期的に見ていると、お尻の筋肉が盛り上がってきたのを客観的に見ることができます。女性であれば、モデルのようなお尻になってくるのがわかります。お尻の形がよくなってきたのがわかれば、さらなるはげみになるでしょう。

1分バタ足を続ければ、お尻の大殿筋だけでなく、太もものウラ筋や背筋などもまんべんなく鍛えることができますのでぜひ試してみてください。

第3章

腰痛は医者やクスリだけでは治せない

腰痛のほとんどは生活習慣が原因で起こり、骨や椎間板の異常ではない

整形外科医に行ったら どこにも異常がないといわれた

腰痛になったら、あなたは病院に行きますか？　動けないほどの痛みでなければ、病院に行かずに様子を見るでしょう。

病院に行かなければと思うのは、耐えられないほどの痛みがあったり、脚にしびれなどの症状が出てきたときでしょう。

腰痛を診てくれるのは、内科ではなく整形外科です。腰痛で整形外科を受診すると、まずいろんな検査を受けさせられます。

整形外科の代表的な検査といえばレントゲンです。レントゲン写真を撮ると、骨が写りますから、骨が折れてないかどうかがわかります。

また、背骨の椎骨と椎骨の間には椎間板という軟骨組織があります。レントゲン写真には椎間板は写りませんが、椎骨と椎骨の間が狭くなっているなど、椎間板がつぶれているかどうかなどを推定することができます。

さらに詳しく調べるために行われるのがMRI（磁器共鳴画像）です。MRIは磁気で画像を撮る検査方法です。MRIの画像には骨、椎間板、そして神経も写ります。骨や椎間板が神経を圧迫していると痛みが出るので、そういう状態になっていないかどうかを調べるわけです。

これらの検査で骨や椎間板、神経などに問題がないと、医師によって言い方は違いますが、「どこにも異常がありません」というような趣旨のことを言われます。

こんなことを言われたら困ってしまいますね。痛みという異常があるから病院に来ているのに、異常がないと言われたら、患者としてはどうしてよいかわかりません。

もう少していねいな先生なら「骨や神経には異常がないのですが…」と言うかもしれませんが、正しくは第1章で述べたような「非特異的腰痛」という診断になります。「非特異的」というのは、原因が特定できないという意味です。

異常がなければ対症療法しかない

整形外科は手術を行うこともある診療科です。レントゲンやMRIで詳しく調べるのは、まず手術が必要かどうかをふるい分ける目的もあります。

骨などに異常がない場合は手術の適用外になるので、治療は対症療法になります。

腰痛なら痛みをとる治療です。

痛みをとる治療の基本はクスリです。専門的には「薬物療法」といいます。主に用いられるのは消炎鎮痛剤です。飲み薬だけでなく、塗り薬や貼り薬もあります。いわゆる「痛み止め」のクスリです。

痛みが激しいときに痛み止めを一時的に使うのはやむをえない場合もあります。ただ漫然と使い続けるのは感心できません。

私は、原則的には痛み止めで症状を抑えることには否定的です。そもそも痛みというのは、体からのSOSサインです。

痛みがあるから、私たちは体の異変に気づくことができます。しかしクスリで痛みを抑えると、そのSOSサインに気づくチャンスを失わせます。たかが腰痛という人もいますが、もしかしたら重大な病気が潜んでいる可能性もあるからです。

また痛み止めのクスリを用いるだけでは、原因が解決されていません。そのため、クスリをやめればまた痛みが出てきます。その結果、クスリをいつまでも使い続けることになってしまうのです。

骨などに異常がないとわかるだけでも意味がある

第1章で述べたように、腰痛の85％以上は原因が特定できない非特異的腰痛です。このような話を聞くと、「だったら整形外科に行ってもしかたがないのでは？」と思う人がいますが15％以下とはいえ、原因が特定できる腰痛もあるのですから、つらい痛みがあれば整形外科を受診するのは意味がないことではありません。

まず検査を受けて、椎間板ヘルニアや脊柱管狭窄症などと診断されれば骨や椎間板の問題であることがわかります。

腰痛の中には腫瘍《しゅよう》が原因で起こる深刻なものもまれにあります。整形外科を受診すれば、そうした病気が隠れていないかどうかがわかります。

逆に整形外科を受診して、骨や椎間板に異常がないとわかれば、1分バタ足体操（以下「1分バタ足」）などを行って自分で治すことができます。

また椎間板ヘルニアや脊柱管狭窄症と診断された場合でも、医師から「様子を見ましょう」といわれたのであれば、1分バタ足で改善できる可能性があります。

整形外科医の本領が発揮されるのは手術ですが、それでも医師たちは手術をするかどうかの判断には慎重です。**「様子を見ましょう」というのはまだ手術しなくてもよいという段階なので、自力で改善できる可能性があるのです。**

ほとんどの腰痛は生活習慣病

整形外科では原因がわからないといわれますが、では85%以上の腰痛はどうして起こるのでしょうか。

よくいわれているのは、悪い姿勢や運動不足、血行不良、肥満、加齢などによって腰への負担が蓄積して痛みが出てくるというものです。

悪い姿勢にはデスクワークが多い人なども含まれます。同じ姿勢をとり続けることが腰への負担になるのです。

また子育てや介護などで、中腰や前かがみの姿勢をとりがちな人も腰に負担をかけ続けます。

運動不足は筋力低下につながりますし、血行不良の原因にもなります。肥満は体重が増えることで腰への負担を増やしますが、肥満の背景には運動不足があることが多いようです。

第1章でも述べましたが、加齢はそれ自体が問題ではなく、加齢により運動不足になってくることが問題なのです。

こうしてみると、ほとんどの腰痛は生活習慣から起こっていることがわかります。つまり腰痛のほとんどは生活習慣病なのです。

中でも運動不足による筋力低下が、腰痛の原因のほとんどではないかと考えます。なぜなら、私の患者さんで腰痛を訴える人のほとんどは筋力低下が見られますし、逆にそういう人が1分バタ足を始めると腰痛が改善されるからです。

もう1つ、腰痛の原因として注目されているのが精神的なストレスです。慢性的な強いストレスを抱えている人に腰痛が多いことや、うつ病の人の約半数が腰痛を訴えているといった報告があります。

ストレスで腰痛になるのは、第2章で述べたように、自律神経が交感神経優位に傾くことによって血流が悪くなり、筋肉が硬くなることが原因といわれています。もっとも、ストレスは腰痛の引き金になるかもしれませんが、それだけではなく、運動不足による筋力低下やデスクワークのしすぎなど、さまざまな要因が複合した結果、痛みが出てくると私は考えています。

筋力が弱いとストレッチしても痛みは引かない

腰痛には運動療法が効果的といわれます。整形外科でもリハビリテーションと称して、ストレッチなどの運動療法を指導しているところがあります。

筋肉が硬くなって血流が悪化し、それが腰痛の原因になっている場合は、ストレッチ運動で硬くなった筋肉をほぐすと腰痛が改善しやすいといわれています。

ただ実際のところ、腰痛の患者さんはあまり運動療法に積極的ではないといわれます。体を動かすと痛みが増した経験があることから、体を動かすことをためらってしまうようなのです。

しかしそうやって体を動かさないでいると、筋肉は硬くなったままです。これを改善するために、ストレッチ運動を行うことは基本的にはよいことです。

肩こりのある人なら、無意識のうちに首や肩のストレッチをしている経験があると思います。それと同じで、腰まわりの筋肉が硬くなって腰に痛みを感じるときは、ストレッチをすると痛みがやわらぐことがあります。

ただし、筋力低下が腰痛の根底にある場合、ストレッチもまた対症療法にすぎません。**ストレッチをしたときは痛みが軽くなっても、筋力が弱いままでは、すぐに痛みがぶり返してくるでしょう。**

これに対して、筋力アップ、すなわち筋肉量が増加すると、血流が改善して痛みが軽減されることがわかっています。

特に腰痛を改善するために1番大事なのはウラ筋です。太ももの裏やお尻、背中などのウラ筋を鍛えることによって腰痛は着実によくなります。そしてウラ筋を誰でも簡単に効率よく増やすことができるのが1分バタ足なのです。

鍼灸などの東洋医学は、腰痛をはじめとする慢性疾患の改善に効果的

鍼灸は腰痛に対して即効性がある

鍼灸師である私は、これまでに多くの腰痛を治療してきました。実際、腰痛などの痛みに対して、鍼灸は即効性があります。

私はお灸も併用しますが、主に行っているのが鍼です。ツボに鍼を刺すと、その刺激でツボ周辺の血流がよくなり、痛みも解消されてくるのです。

ツボの話は後ほど詳しくしますが、その前に東洋医学と西洋医学の違いについて説明しましょう。

整形外科は西洋医学です。現代医学といってもよいでしょう。私たちが体調を崩したときに診てもらうのが西洋医学のお医者さんです。

西洋医学は科学的な実験を繰り返すことによって発展してきた医学です。用いられるクスリも動物実験から始まり、大規模な臨床試験を行って、効果が確かめられた後に新薬として認められます。

そして西洋医学で大切なのは、このような「〇〇だからこのクスリは効く」という科学的な根拠（エビデンス）です。実際の治療も、こうしたエビデンスに基づいて行われています。

これに対して、東洋医学は経験の蓄積です。東洋医学で用いられるクスリは、日本では漢方薬と呼ばれていますが、漢方薬にはエビデンスがありません。**その代わり、1000年以上にわたり、確かな効果があったという経験に基づいています。**それが現代まで続いているのです。

鍼灸もまた東洋医学の一分野で、漢方薬と同じく古代中国から日本に伝えられたものです。

腰痛は東洋医学のほうが治りやすい

現代の医療は、西洋医学が主流になっているのは間違いありません。風邪をひけばかかりつけの内科に行くでしょうし、ケガをしたら整形外科医に行くのが普通です。

ただ西洋医学ではなかなか治せない病気があることも事実です。そんな病気に対し、漢方薬を単独で用いたり、西洋薬と併用すると、よくなる例があります。そのため、

西洋医学の医師でも漢方薬を処方することは珍しくありません。

また明らかに西洋医学より東洋医学のほうが得意な分野もあります。その1つが腰痛やひざ痛、肩こりといった痛みをともなう慢性疾患です。

特に痛みに対しては、鍼灸がとても効果的であるばかりか、即効性も期待できます。このため、鍼灸の治療院には痛みを訴える人が多く訪れるのです。西洋医学のような検査を必要としないので、すぐに治療にとりかかることができます。

これに対し、整形外科ではまず検査をしなければなりません。そのため、患者さんは診断がつくまで長い時間待たなくてはなりません。

こうしたことから、痛みの治療に対しては、鍼灸などの東洋医学のほうが人気があるのではないでしょうか。

東洋医学の基本は気・血・水のバランス

いまから2000年以上前に「陰陽五行説」と呼ばれる独特の自然哲学に基づいて、

東洋医学は体系化されたといわれていますが、使われている言葉も独特ですし、考え方も複雑です。ここではほんのエッセンスだけお話ししましょう。

東洋医学では、体の中を「気《き》」と「血《けつ》」と「水《すい》」が巡っていると考えます。西洋医学的にいうと、血は血液、水はリンパ液など血液以外の体液に相当すると考えてよいでしょう。

もう1つの気は、生命エネルギーのようなもので、東洋医学独特の考え方です。血や水は体の中を循環していますが、気も同じように全身を巡っているというのです。気の存在を科学的に証明することはできませんが、日本語には「元気」とか「気力」とかいった言葉がありますから、イメージしやすいのではないでしょうか。

気・血・水のバランスが崩れると、心身の不調を招き、さらには病気を引き起こすというのが東洋医学の考え方です。

このバランスの乱れを調整する治療法の1つが鍼灸です。鍼灸は主に気の巡りを調整することによって、血や水とのバランスの乱れを改善します。

ツボに鍼を打つと血流が増える

気は全身に張り巡らされた「経絡《けいらく》」と呼ばれる経路を通って循環しています。そして経絡の上に点在するのが「ツボ」（経穴《けいけつ》）です。そしてツボに鍼を打つことで、気の巡りが調整され、体調がよくなるのです。

とはいえ、気も経絡もツボも目には見えません。どうしてツボに鍼を打つと体調がよくなるのか、現代の私たちにもわかるような説明がほしいと思う人も多いのではないでしょうか。

結論からいうと、ツボを打つとその周辺の血流がよくなります。これは明らかな事実として知られています。

腰痛を例に説明しましょう。これまで述べてきたように、腰痛のほとんどは、筋肉を硬くするような生活習慣によって起こります。

筋肉が硬くなると、筋肉の中を通る血管の血流が悪くなります。では血流が悪くなると、何がどうなるのでしょうか。

血液の主要な成分である赤血球は、全身の細胞に酸素や栄養素を運ぶ役割を果たしています。

ところが、血流が悪化すると必要な体の組織に十分な酸素や栄養素が運ばれなくなります。

このため、血流が悪くなった筋肉の細胞は酸欠状態になっています。そして、酸欠状態になると痛みを引き起こす物質が放出されるのです。

私が腰痛の患者さんを診ると、腰まわりの筋肉が硬くなっているだけでなく、他の部分よりも体温が低くなっているのがわかります。

冬の寒い日に、手が冷たくなっていることがありますが、これと同じことです。手の血流が悪くなっているため、手の体温が低くなっているのです。

そこで私が、ツボに鍼を打つと、体温が上昇するとともに、筋肉もやわらかくなってきます。これは血流が改善された結果なのです。

鍼の血流を改善する効果には即効性があります。鍼を打つとその周辺の肌が赤みを増してきます。

冷たくなった手は、けっこう長い時間、手をこすり合わせていないと温まってきませんが、鍼を打つとその直後から温まってくるのです。

腰痛を改善する漢方薬もある

鍼灸は物理療法の一種ですが、東洋医学には飲み薬である漢方薬もあります。少しだけ漢方薬についても説明しておきましょう。

ちなみに「漢方」というのは、中国の伝統医学（東洋医学）が日本に伝えられ、日本で独自に発展した漢方医学で用いられるクスリのことをいいます。中国から伝えられたクスリも用いますが、日本独自の処方によるクスリもあります。

漢方薬は植物や動物、鉱物など自然界にあるものを加工した「生薬」の組み合わせです。薬草を乾燥させたものとか、動物の肝を乾燥させたもの、鉱物を粉状にしたものなどが生薬です。そして、いくつかの生薬の組み合わせのことを「方剤」といいます。風邪の引き始めのときに服用する「葛根湯《かっこんとう》」はよく知られていますが、葛根湯も方剤の1つです。

さて、漢方薬の中には腰痛に効く方剤もあります。といっても痛み止めのクスリではありません。東洋医学では気は「腎《じん》」に蓄えられると考えています。腎は西洋医学の腎臓と副腎を合わせた臓器です。

人は生まれたときに両親から受け継いだ「先天の気」が腎に蓄えられています。しかし加齢とともに、先天の気はだんだん減ってきます。そして先天の気が著しく不足した状態のことを「腎虚《じんきょ》」といいます。

腎虚になると、腰痛や足のしびれ、頻尿、疲れやすい、といった症状が出てきます。年齢的に50～60代で起こる腰痛は腎虚が原因の1つと東洋医学では考えます。

先天の気には限りがありますが、食事などで取り入れる後天の気も腎に蓄えることができます。それを補うのが「補気薬」と呼ばれるタイプのクスリです。

よく知られている補気薬の1つに「八味地黄丸《はちみじおうがん》」があります。ドラッグストアでも購入できる漢方薬ですが、腰痛や足のしびれ、頻尿などに効くとされる代表的な漢方薬です。ただし、これを服用すればどんな腰痛も治るというわけではありません。

筋肉量を増やせば腰痛が治るだけでなく、寝たきりまで防げる

加齢で筋力が低下するのは本当？

腎虚を現代的にとらえると、加齢による体力の衰えということができます。では体力の衰えは何からくるのでしょうか。

答えは筋肉です。これまで述べてきたように、**筋肉量が減る、すなわち筋力が衰えるのは運動不足が原因です。**

年をとると誰でも筋力が衰えるわけではありません。同じ年齢でも、階段がスイスイ上れる人もいれば、やっとのことで上って疲れ果ててしまう人もいます。

この差は生活習慣によるものでしょう。年をとっても、スポーツをしたり、よく歩いたりしている人はそれなりに筋力を保っています。

とはいえ、加齢が筋力低下にまったく影響しないとはいえません。それは重力の存在を無視できないからです。

地球上には重力が存在します。しかし私たちは重力を意識することはありません。

それが普通の状態だからです。

宇宙には重力がありませんから、宇宙ステーションに滞在する宇宙飛行士は空間の中をフワフワ浮いています。みなさんもテレビで観たことがあると思います。

また宇宙飛行士が宇宙ステーションで運動している姿を観たことがありませんか。なぜ宇宙に行ってまで運動しなければならないのでしょうか。

それは運動しないと、筋力がたちまち低下し、さらには骨まで弱くなってしまうからなのです。

ウラ筋を鍛えると動きも軽くなる

実は筋肉というのは、重力に対抗するために必要なものなのです。もしも人間が骨と皮だけでできていたら、重力によって体はペチャンコになってしまうでしょう。

筋肉の中でも、**姿勢を保持する筋肉のことを「抗重力筋」といいます。**重力に対抗する筋肉という意味です。

抗重力筋の中でも重要なのがウラ筋です。背すじを伸ばした姿勢を維持するには背筋、歩いたり走ったりする動作を楽にするには、お尻の筋肉や太もものウラ筋がしっかりないといけません。

ウラ筋がしっかりついていれば、重力の負荷に対抗できるので、動きが軽やかになります。逆に、ウラ筋が衰えてくると重力の負荷が大きくなるので、体が重く感じられるようになります。

そして重力の負荷に耐えきれなくなって、姿勢が悪くなると、筋骨格のバランスが崩れます。そして腰まわりの筋肉に負担がかかり、腰痛を引き起こすのです。

このような考え方から、私は自分の治療法を「抗重力療法」と名づけています。抗重力療法は、鍼灸療法と手技療法、そして筋トレです。鍼灸療法と手技療法は私が実際に行いますが、筋トレは患者さん自身が行わなければなりません。私が行うのは、患者さんに筋トレのやり方を教えるだけです。

筋肉量のピークは20歳

筋肉量は20歳頃をピークに、30代までは年0・5%ずつ、40代以降は年1%ずつ減っていくといわれています。これは少しずつ、重力に対抗できなくなってくるからでしょう。

しかし筋肉量が落ちるペースはゆるやかなので、筋力低下を実感することがありません。人によって差はありますが、筋力低下を実感するのは40代くらいからではないでしょうか。

それに加えて、運動不足が筋力低下に拍車をかけます。特に現代は体を動かさなくても生活できるので、20代、30代でも筋力が落ちているといわれています。

具体的な例を1つあげると、昔の固定電話の時代なら、電話が鳴ったら電話のあるところまで歩いていかなければなりませんでした。

ところが今は携帯やスマホが主流ですから、体を移動しなくても、電話がとれるのです。テレビのリモコンにしろ、万事がこの調子ですから、現代人は意識して体を動かさないと筋肉量を維持できなくなっているのです。

健康寿命という言葉があります。要介護や寝たきりになったりせず、自立した日常生活を送ることのできる期間のことです。

2016年のデータでは、男性の平均寿命が80・98歳であるのに対し、健康寿命は72・14歳です。女性は平均寿命87・14歳に対し、健康寿命は74・79歳でした（厚生労働省「第11回健康日本21　第二次　推進専門委員会資料」平成30年3月より）。

つまり、**男性は8・84年、女性は12・35年を要介護や寝たきりの状態で過ごす**ということです。

歩けなくなってからではもう遅い

最近は「人生100年時代」といわれますが、人生を終える直前まで元気で生活するためには、病気を予防することも大事ですが、何よりも必要なのは筋力です。

腰痛の主な原因は筋力低下であるといいましたが、筋力低下はひざ痛の原因にもなります。

腰痛やひざ痛があると、歩くのが苦痛になります。そのため、足腰の筋力低下がさらに進み、ますます歩けなくなっていくのです。

ひざが痛くなるのは、主に太もものオモテ筋（大腿四頭筋）の衰えです。この筋肉はひざ関節を支える筋肉なので、衰えるとひざがグラグラするようになり、やがて痛みが出てくるのです。

太もものオモテ筋というのは、歩いたり、階段を上るときなど、日常生活でよく使う筋肉なので、ウラ筋より低下しにくいのですが、それほど現代人は深刻な運動不足に陥っているのです。

腰痛やひざ痛で歩くことなどに問題が起こる症状のことを「ロコモティブシンドローム」（運動器症候群）といいます。「ロコモ」と略されているので、知っている人もいるかと思います。

ロコモには腰痛やひざ痛などの痛みのほかに、骨が弱って歩けなくなる人も含まれています。

骨が弱くなる骨粗鬆症《こっそしょうしょう》という病気があります。原因は女性では女性ホルモンの減少とか、いくつかの原因があるのですが、**運動不足も骨が弱くなる原因の1つです。**

骨は絶えず古い骨と新しい骨が入れ替わっています。このサイクルを刺激するオステオカルシンというホルモンがあるのですが、このホルモンは骨に刺激を与える運動がないと分泌されないのです。

筋トレは転倒・骨折も防ぐ

骨が弱くなって1番恐いのは転んで骨折することです。特に大腿骨（太ももの骨）を折ってしまうと、入院も長期におよび、そのまま寝たきりになってしまうことも珍しくありません。

また寝たきりになると認知症のリスクも高まるといわれています。寝たままボーッとしている時間が増えるからなのでしょう。

骨折の予防には骨を丈夫にしておく必要がありますが、それと同時に、転ばないことも大事です。

しかし年をとると人は転びやすくなります。若い頃は簡単に回避できた段差でも、年をとるとつまずいて転んでしまうのです。

転びやすくなる原因の1つは筋力低下です。筋肉がないと転びそうになったとき、ふんばることができません。

もう1つの原因は、筋力低下が進むと、筋ボケが進むからです。年をとって筋力が低下してきたのに、若い頃と同じような感覚で筋肉を動かそうとしても、筋肉がついていかないので、同じ動きはできません。これも筋ボケの一種です。

筋ボケ、転倒、骨折、寝たきり…。この悪循環を断ち切るには、筋肉量を増やす、筋力をアップさせるしか方法はありません。

筋肉量が増えれば、筋ボケが解消されて、脳からの指令どおりに筋肉が動かせるようになるため、転びにくくなり、骨折のリスクも減ります。

また筋肉量が増えれば、腰痛やひざ痛なども改善するので、以前よりも歩けるようになります。つまり日常の運動量が増えてきます。そうした運動が骨への刺激となり、骨粗鬆症の予防にもつながるのです。

骨を丈夫にするには、かかとを上げてストンと落とす運動がよいといわれています。しかしわざわざそのための運動をしなくても、ふだんからよく歩いていれば、それだけで骨への刺激になります。

自分の足で歩ける筋肉こそ健康寿命を延し、１００歳になっても元気で過ごせるパワーとなるのです。

最も簡単で長続きする筋肉運動は、ウラ筋を効率よく鍛える1分バタ足

最近は筋肉貯金ブームで、テレビ番組や雑誌でも筋肉運動（筋トレ）のやり方を紹介したものが多くなりました。

おかげで、みなさん筋肉の大切さに気づいてきたようですが、ウラ筋に着目したものはまだ見たことがありません。

これまで述べてきたように、現代人が最も衰えやすく、かつ衰えに気づかないのはウラ筋です。

ですから、まずウラ筋を鍛えて、それからオモテ筋を鍛えるという順番が正しいのです。もっとも現実には、ウラ筋を鍛えると、同時にオモテ筋も鍛えられます。

そしてウラ筋の筋肉量が増えると、腰痛などの痛みも消え、また体が軽くなるので、日常生活で体を動かすのが苦痛でなくなります。歩くのがつらかった人も楽に歩ける

ようになるのです。

そしてウラ筋が効率よく鍛えられ、しかも簡単で長続きする筋肉運動が1分バタ足なのです。まずはこれから始めましょう。

1分バタ足は最も重要なウラ筋であるお尻の筋肉（大殿筋と中殿筋）や太もものウラ筋（大腿二頭筋）を鍛えます。またこの動作は太もものオモテ筋（大腿四頭筋）も負荷がかかるので、オモテ筋も実は鍛えられているのです。

高く足を上げることで背筋やふくらはぎの筋肉も鍛えます。さらに骨盤を床から離さないようにして足を上げれば、腹筋も鍛えられます。

たった1つの動作でウラ筋もオモテ筋も鍛えられる1分バタ足は、究極の筋肉運動なのです。

次章では、1分バタ足の応用体操をいくつか紹介していますが、基本は1分バタ足です。まずは第1章をよく読んで、1分バタ足を集中して続けてください。応用体操を始めるのは、その後でかまいません。

第4章

1分ウラ筋トレでさまざまな痛みが消える

1分バタ足が続けられたら一緒に行いたいおすすめ応用動作

1分バタ足で改善する症状

1分バタ足は腰痛の改善例がとても豊富な筋肉運動ですが、それ以外の症状にも効果があります。

その1つが、坐骨神経痛という症状です。第2章でも少し触れましたが、お尻から太もも、ふくらはぎから足にかけて伸びている坐骨神経に沿って、しびれなどの症状が出てくる症状です。

しびれの症状は、人によって感じ方がさまざまで、強く症状が出る人は「ビリビリとした痛み」などと表現する人もいます。

坐骨神経痛が現れる病名として、椎間板ヘルニアと脊柱管狭窄症があります。この2つの病気についても第2章で説明しましたが、椎間板ヘルニアや脊柱管狭窄症と診断されていないのに、しびれの症状が出る人もいます。このような人は、1分バタ足を続けているとしびれの症状が治まってきます。

坐骨神経はお尻や太ももの深い部分を走っている神経ですが、お尻や太ももの筋肉量が少ないと坐骨神経の血流が悪くなるため、坐骨神経に酸素や栄養素が十分送れなくなり、しびれなどの症状が出てくるのです。

そこで1分バタ足でウラ筋を鍛えると、筋肉内の血流が改善し、坐骨神経にも血液が十分行き渡るようになり痛みが改善されると考えられます。

また椎間板ヘルニアや脊柱管狭窄症と診断された人でも、1分バタ足を行うことによってしびれが改善される人も珍しくありません。この場合は、椎間板や脊柱管の骨による神経の圧迫よりも、筋肉が少ないことがしびれの原因だったからだと考えられます。

尿もれや頻尿にも1分バタ足がおすすめ

中高年になるとトイレが近くなる頻尿や少量の尿をもらしてしまう尿もれ（尿失禁）の症状が出てくる人が増えてきますが、これらの症状も1分バタ足で改善します。

加齢による頻尿で一番多いのは「過《か》活《かつ》動《どう》膀《ぼう》胱《こう》」によるものです。過活動膀胱とは、膀胱が過敏になって、膀胱にまだ十分な量の尿がたまっていないのに、トイレに行きたくなる症状です。

また過活動膀胱には、トイレに行こうとすると、急に尿意が強くなってトイレまでがまんできず尿をもらす「切迫性尿失禁」を起こす人もいます。

過活動膀胱の改善には、骨盤底筋の筋トレが有効です。骨盤底筋とは骨盤内の臓器を支えている筋肉で、尿意をコントロールする筋肉でもあります。

骨盤底筋の筋トレは、肛門（女性の場合は膣も）をキュッと締める運動ですが、これによって骨盤底筋が強化され、頻尿や尿もれが治まるというものです。

さて肛門を強く締めるためには、まずお尻の筋肉を強く緊張させなければなりませんが、そもそもお尻の筋力が弱いと、肛門を強く締められません。

しかし1分バタ足を続けてお尻の筋力が強化されれば、肛門を締める力も強くなるので、骨盤底筋も効率よく鍛えられ、過活動膀胱が改善されていくのです。

なお中高年の女性には、重いものを持ったり、咳やクシャミをしたときに尿がもれる、腹圧性尿失禁という症状が出てくる人も増えてきます。

腹圧性尿失禁は更年期の女性ホルモン減少などによる骨盤底筋の筋力低下が明らかな原因なので、これもお尻の筋肉の強化、つまり1分バタ足を続ければ改善します。

1分バタ足が続けられたら他の動作もやってみよう

1分バタ足は運動が苦手な人でも続けられる動作を研究し、ようやく生み出した筋トレ法です。

それ以外の筋トレ法は続かずに、途中で挫折してしまう人が多いのですが、**1分バタ足だけはみなさん続くのです。**その理由は、患者さん自身も言っていますが、寝たままできる手軽さにあるのでしょう。

とにかく筋トレの類いは、毎日続けていれば、必ず結果が出ます。最初はほとんど盛り上がりもなく、ペチャンコだったお尻でも、1分バタ足を続けていると、だんだん盛り上がってきます。それは実際にお尻を触ってみたり、鏡に映してみることによって確認できます。

このような結果が出ると、人はより積極的に筋トレに取り組むようになるものです。

結果が出る前なら、「今日はやりたくないけど、このぐらいはしないといけないな」という気持ちで続けていた人も、結果が出たことを知ると、「もっと筋肉を増やしたい」という前向きな気持ちになってくるのだと思います。

そこで1分バタ足が苦にならなくなった人は、これから紹介する5つの応用動作をやってみることをおすすめします。

5つの応用動作とは、「①中指ひねり」、「②片足ひねりスクワット」、「③横向き足上げ」、「④片手バンザイ」、「⑤つま先かかと上げ下げ」の5つです。

「①中指ひねり」は腰痛に効く動作の1つで、ストレッチ効果もあるので、腰の筋肉が硬くなっているときに行うと腰痛予防になります。

「②片足ひねりスクワット」は、ひざ痛に効果のある動作です。ひざが痛い人がやっても、この動作なら痛みは感じません。これを続けることで、ひざ痛が改善していきます。

「③横向き足上げ」は、お腹まわりの筋肉を引き締める効果があります。女性の場合は、くびれができるなど美容効果が期待できます。

「④片手バンザイ」は、両手を上げるだけの簡単な動作ですが、**肩こりや首こりなどに効果があります。**

「⑤つま先かかと上げ下げ」は、つま先を上げ、次にかかとを上げて落とす動作を繰り返します。全身の血流が改善されるほか、すねやふくらはぎの筋肉を強化するので、**転倒しにくくなります。**

また骨に刺激を与えるので、**骨粗鬆症の予防にもなります。**転倒と骨粗鬆症の予防ということで、寝たきりを防ぐには最適の動作です。

中指をもむだけで痛みは治まる

「①中指ひねり」は、私が研究している「中指もみ」を応用したものです。中指もみに関しては、別に書籍がありますので、ここでは簡単に説明しておきますが、人間の体は中指に投影されているという考え方を元にしたものです。

腰痛を例にして説明しましょう。腰は中指の手の甲側（指背）の付け根から第2関節真ん中あたりの左右にあります（118ページの図を参照）。ここをもう一方の手の親指と人差し指の爪でグッと押すようにもむと、腰の痛みが改善します。今、腰痛のある人は試してみてください。腰の痛みが楽になるのがわかると思います。

1分バタ足は腰痛の根本的な原因の1つである筋力低下を改善する体操です。そのため、痛みがなくなるまでに少し時間がかかります。

これに対して、中指もみは痛みがつらいときの応急処置になります。痛みがどうにもつらくてがまんできないという時は、中指もみを試してみましょう。かなり痛みが軽くなると思います。

この中指もみにストレッチ動作を加えたのが、「①中指ひねり」です。デスクワークや車の運転が多い人は、腰まわりの筋肉が硬くなって腰痛を起こします。

そんなときは、ストレッチ運動で硬くなった腰の筋肉をほぐすとよいのですが、そのストレッチ動作に中指もみの効果をプラスしたのが「①中指ひねり」なのです。

デスクワークや運転の途中の休憩時に試してみてください。腰痛が起こる頻度が減ってくるでしょう。

中指（手の甲側）の反射区

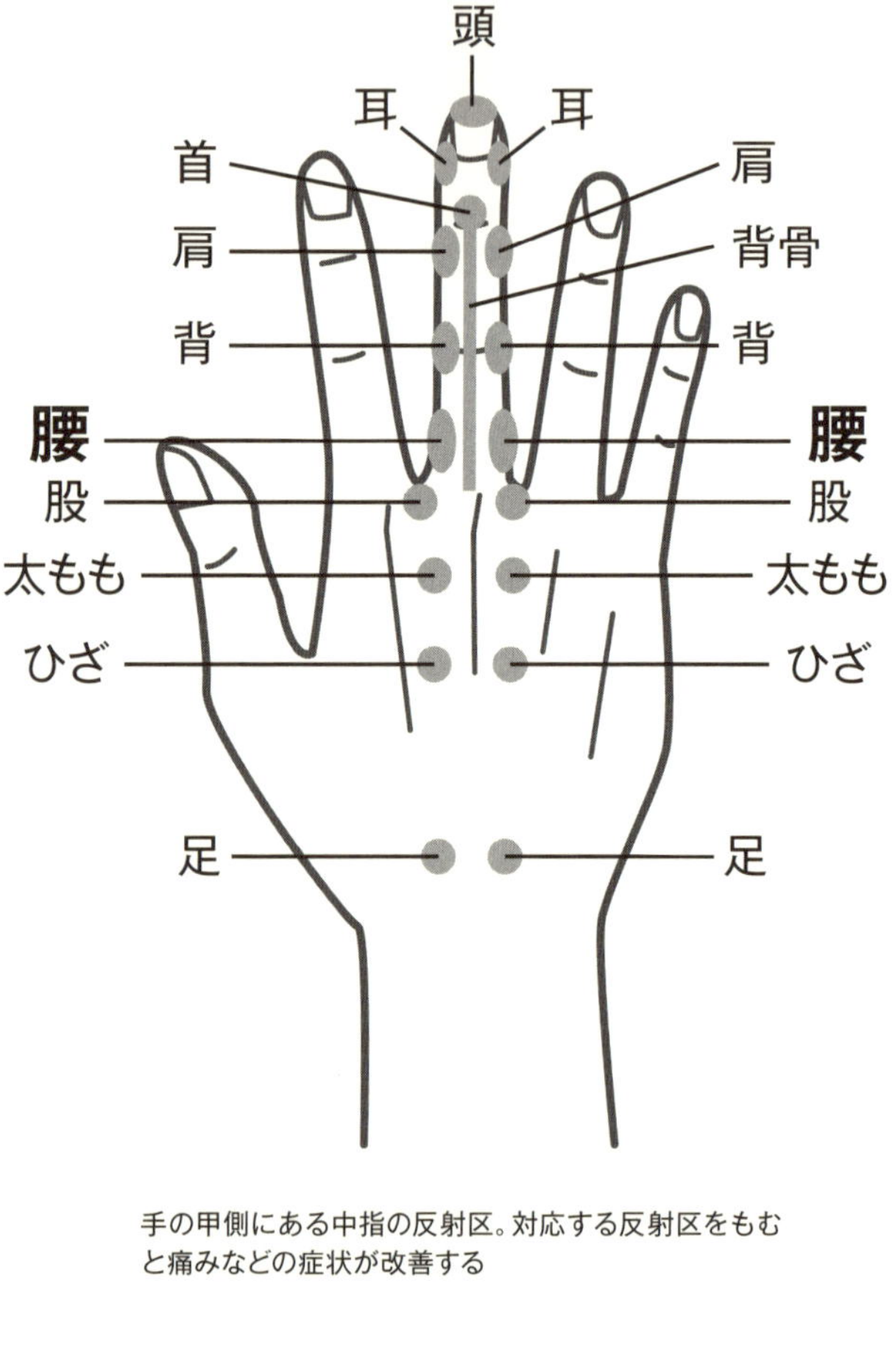

手の甲側にある中指の反射区。対応する反射区をもむと痛みなどの症状が改善する

腰痛に効く最強ストレッチ

応用動作①中指ひねりのやり方

右手6回+左手6回

中指のつけ根の両脇をはさむ

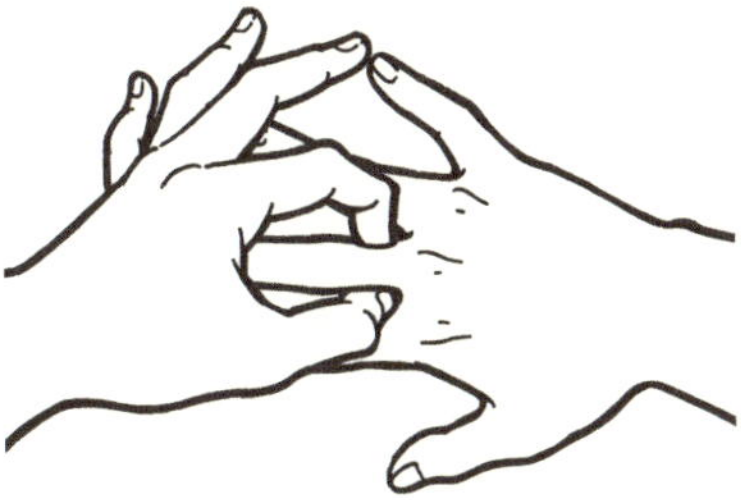

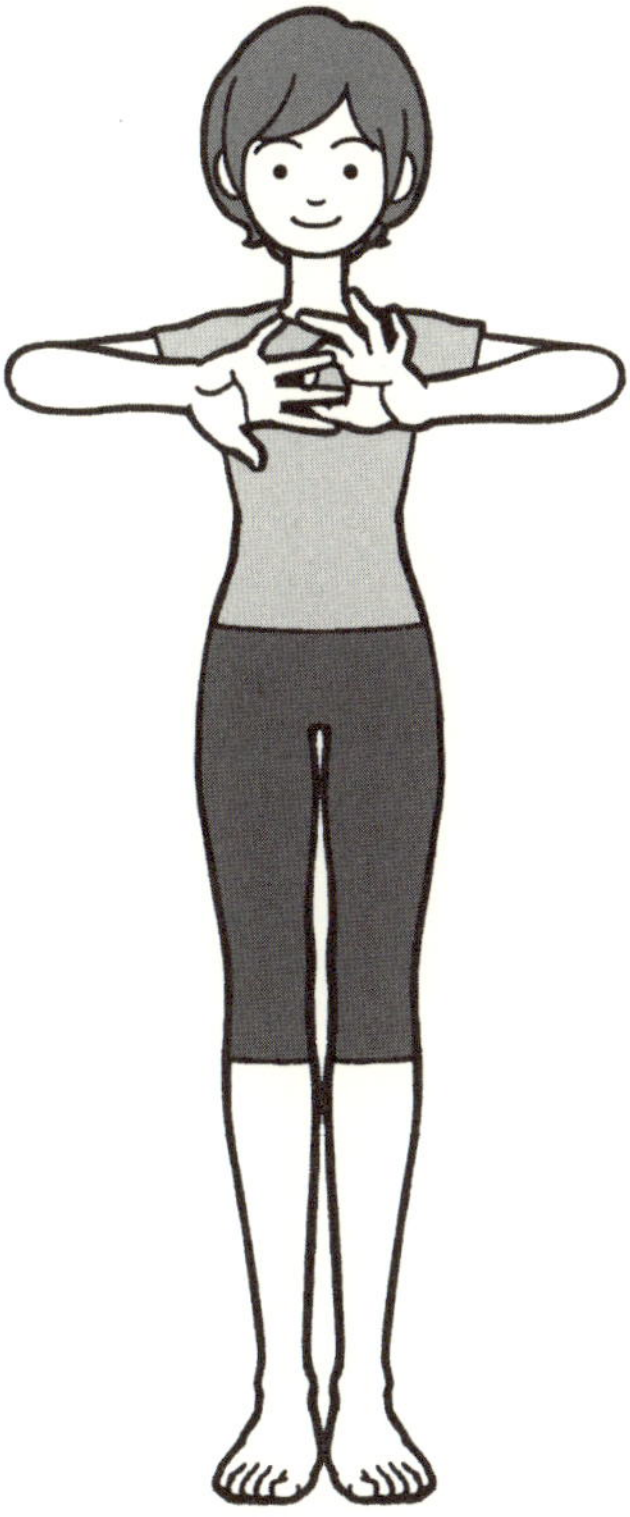

はさんだまま手をひねって
水平にのばす

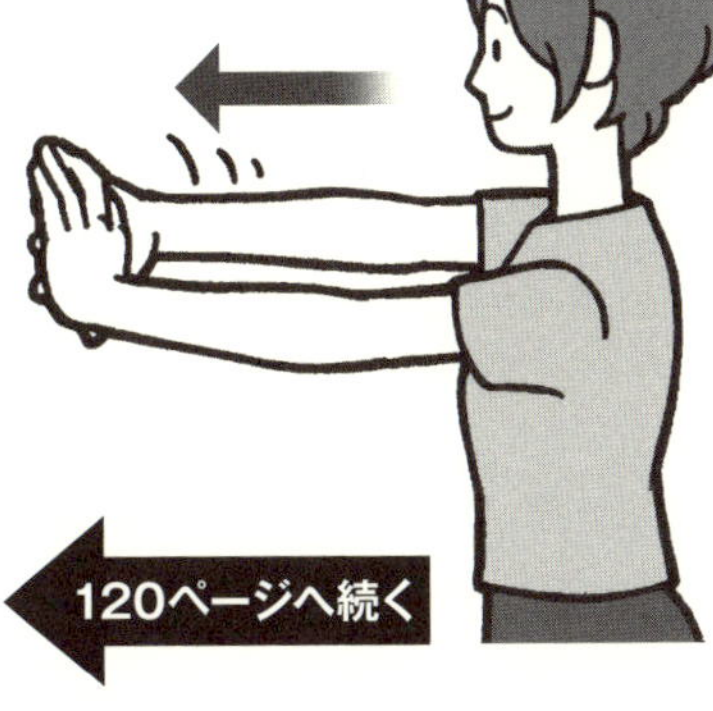

120ページへ続く

1 足を肩幅くらいに広げて立ち、右手の第2関節の両脇（腰の反射区）を左手の親指と人差し指ではさむ。次に中指をはさんだまま手をひねって、手のひらが外を向くようにし、水平にのばす

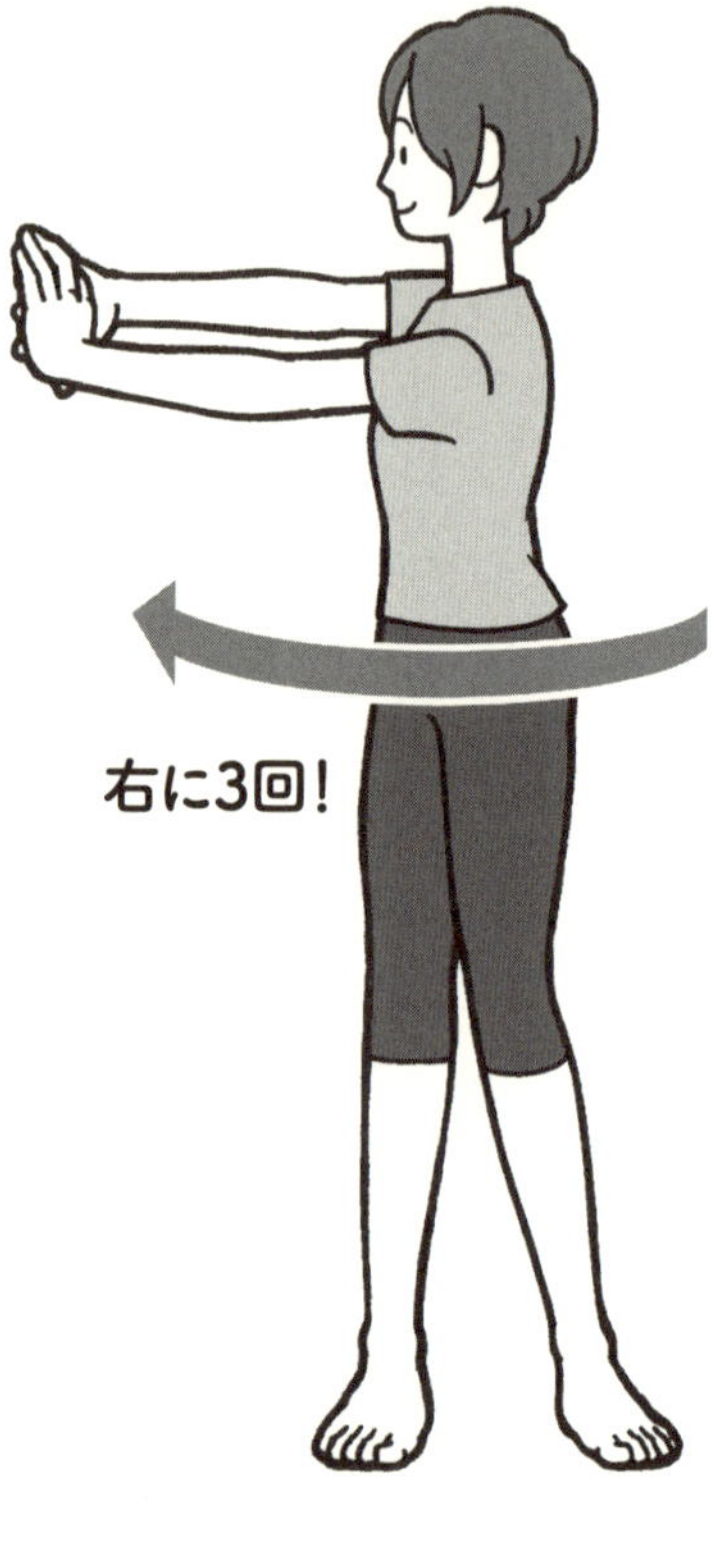

2 1の体勢から腕を右に3回振る。できるところまででよい

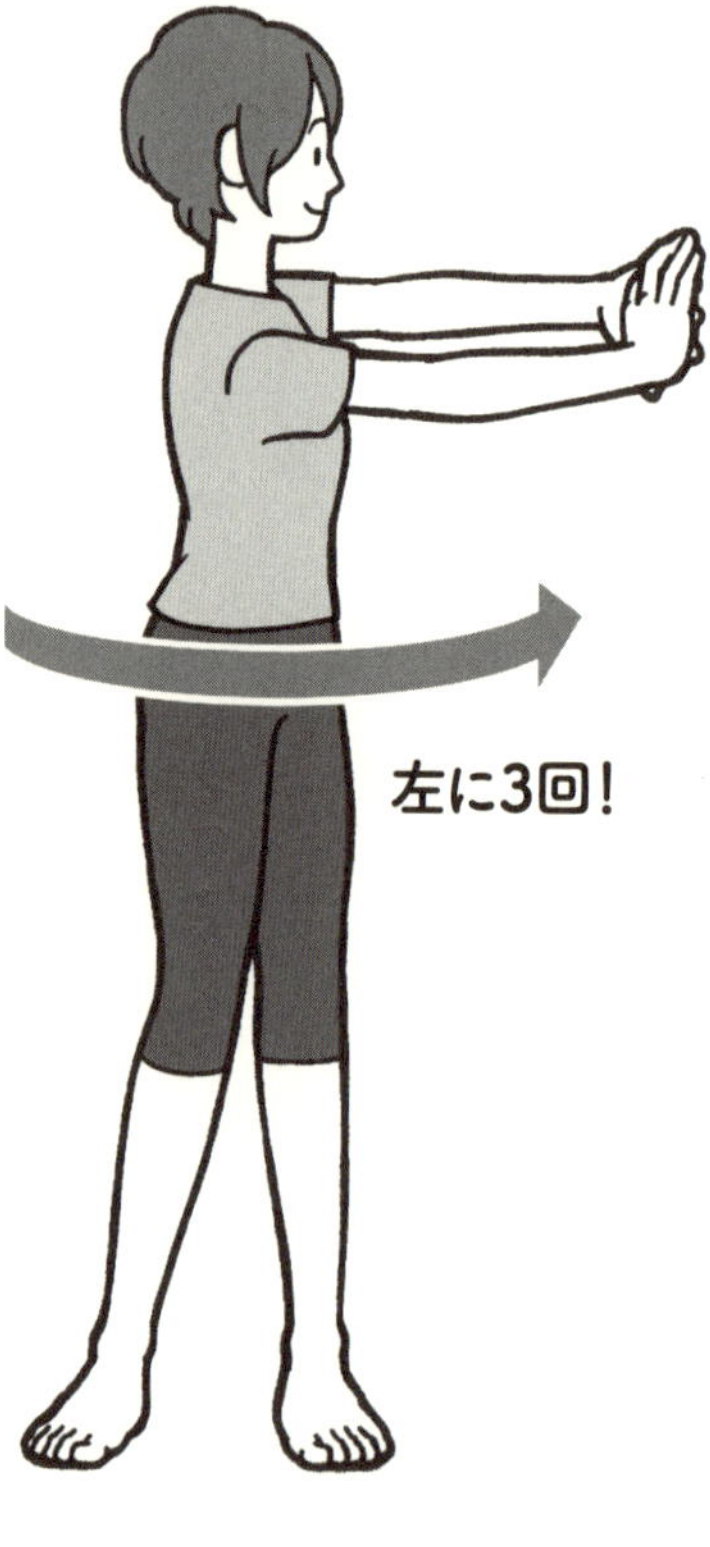

3 同じように、腕を左に3回振る。左右3回ずつ振ったら、手を変えて、左手の第2関節の両脇（腰の反射区）を右手の親指と人差し指の爪を立ててはさんで、同じように、左右3回ずつ振る。ここまで1セット。1日2セット行うとさらに効果的

ひざ痛に効く太もも強化運動

応用動作②片足ひねりスクワット

10回×1

両手で太ももを持つ

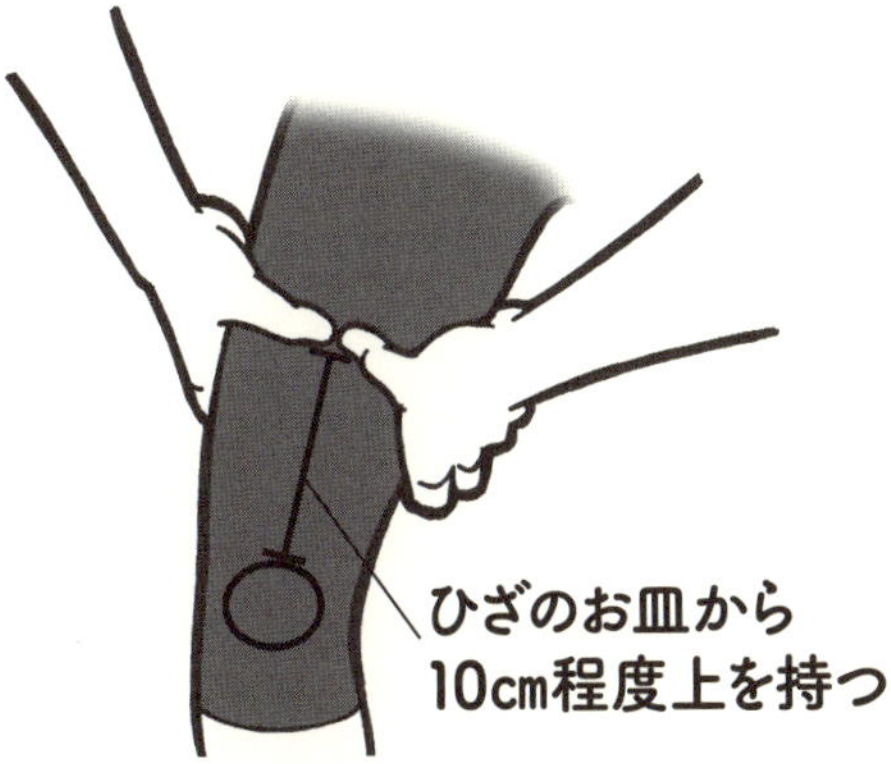

太ももを内側にひねる

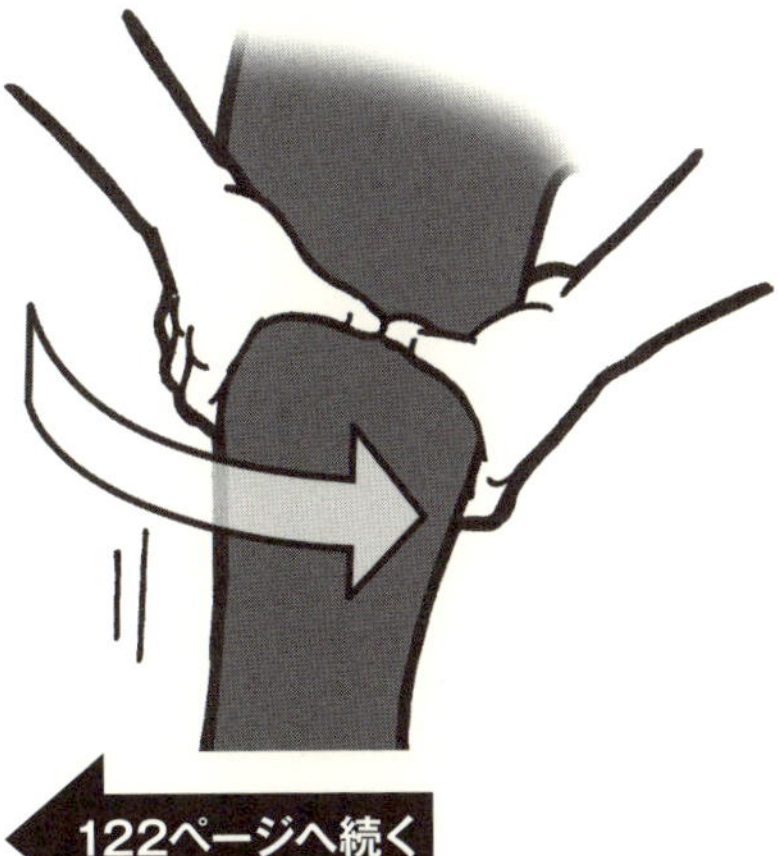

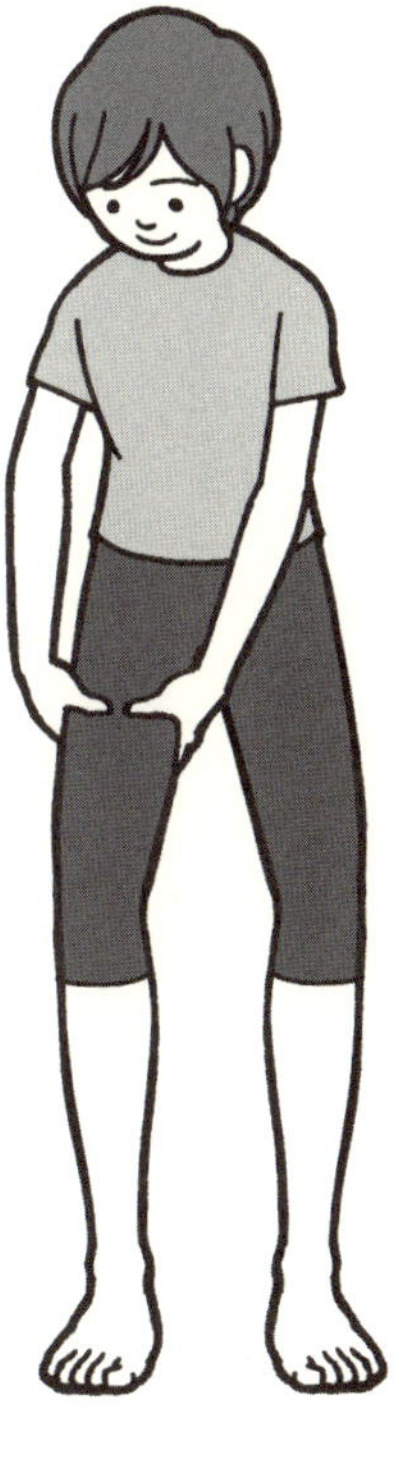

1 足を肩幅くらいに広げて立ち、両手で痛いほうの足の太ももを持つ（ここでは右）。このとき、両手の親指が太ももの前側の真ん中になるように。次に、両手の親指に力を入れて、太ももを内側にひねる

122ページへ続く

ひねったままスクワットする

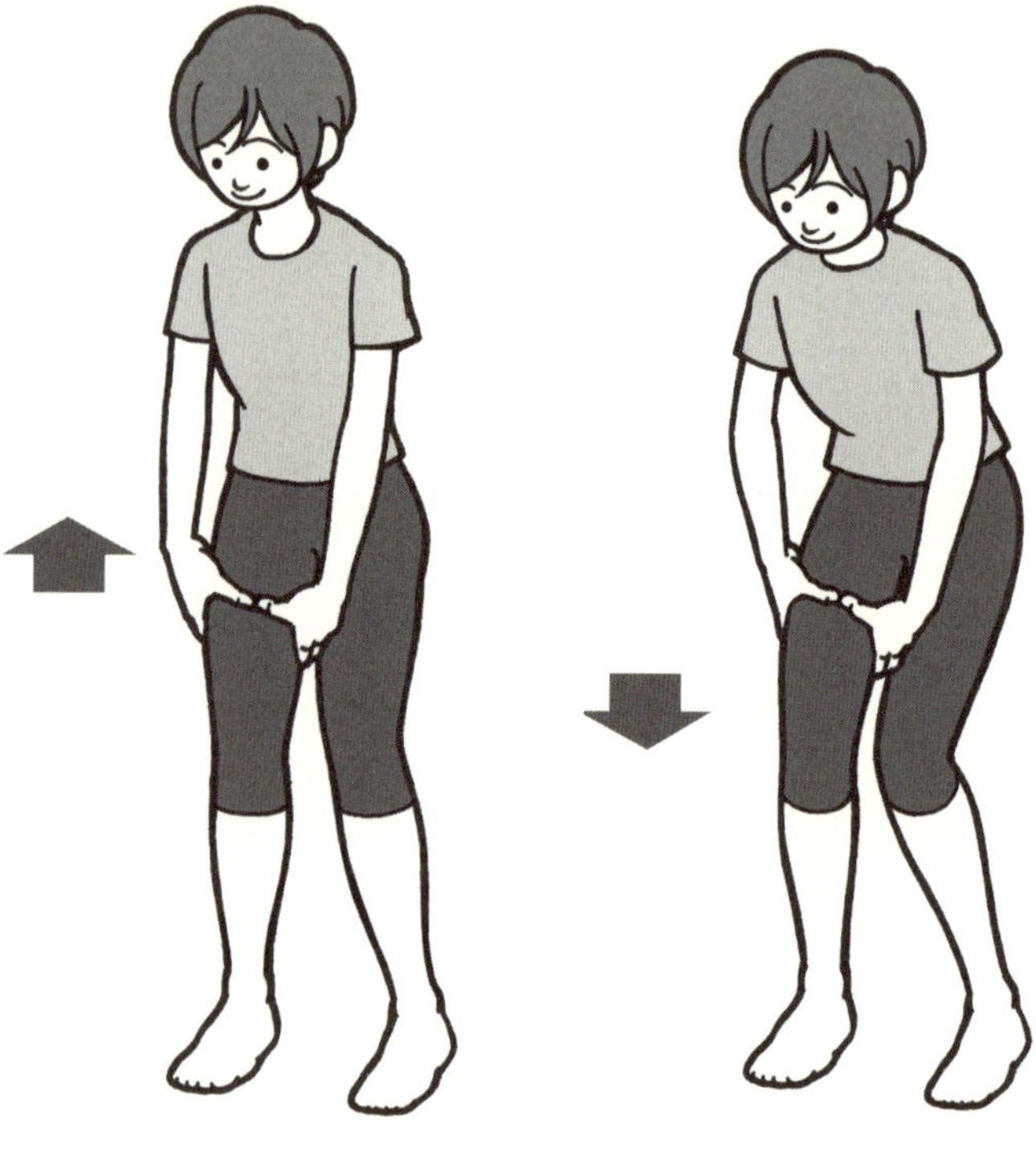

2 1の太ももをひねった体勢から、ひざを曲げて腰を少し落とす。痛みが出ない程度に落とすだけでよい

3 2の腰を落とした状態から腰を少し上げる。完全に戻さずに、途中で止める。これを10回繰り返す。これで1セット。痛いほうの足だけやればよい。1日2セット行うとさらに効果的

太ももやお尻の横の筋肉を強化

応用動作③横向き足上げ

左右3回×2

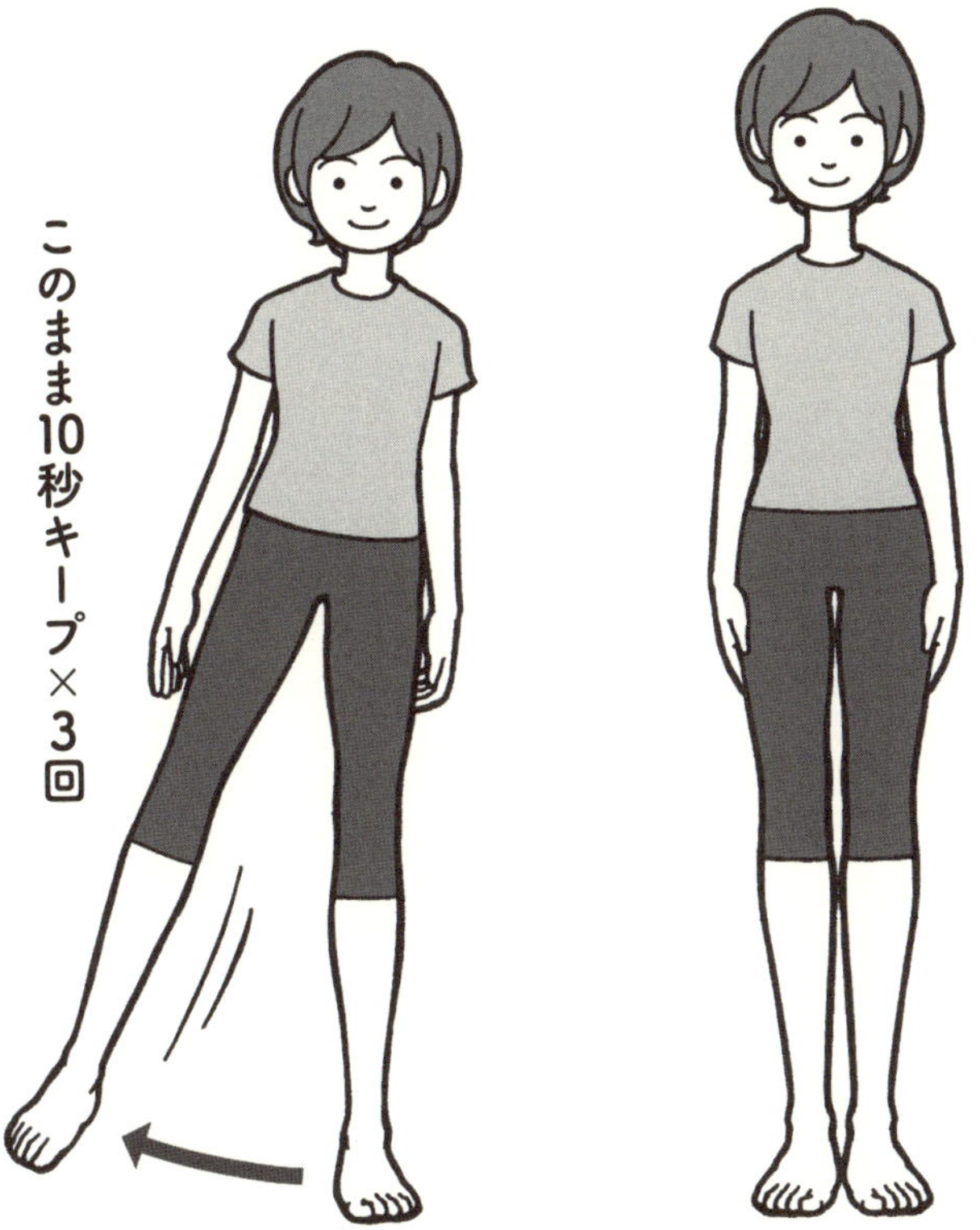

2 右足を横に上げて10秒キープして戻す。この動作を3回繰り返す

1 かかとをつけて、まっすぐ立つ

124ページへ続く

体のバランスが保てない人は…

転びそうな人は、壁などに手をついて行ってもよい

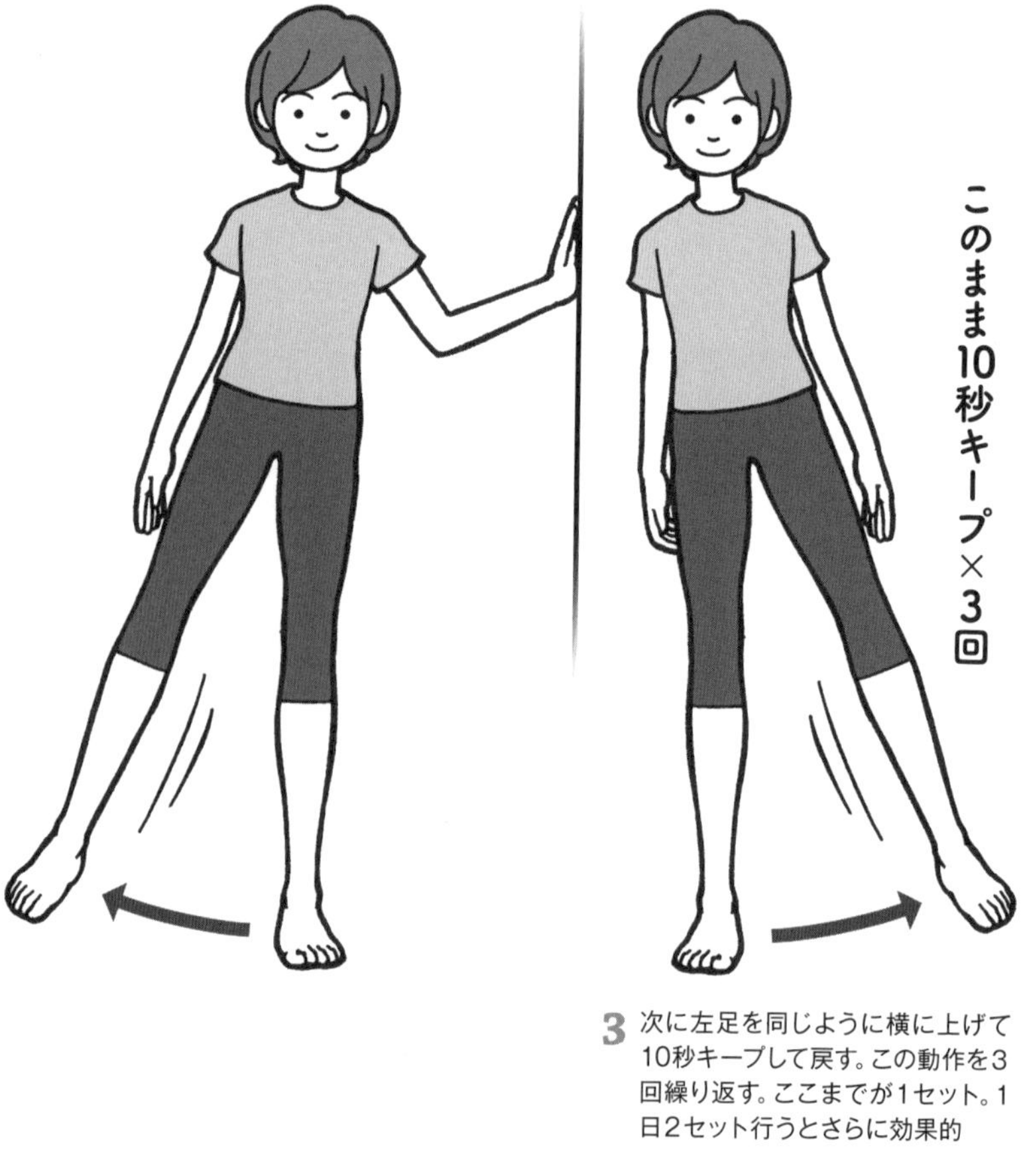

3 次に左足を同じように横に上げて10秒キープして戻す。この動作を3回繰り返す。ここまでが1セット。1日2セット行うとさらに効果的

肩こりを解消しバストアップ効果も!

応用動作④片手バンザイのやり方

左右3回×2

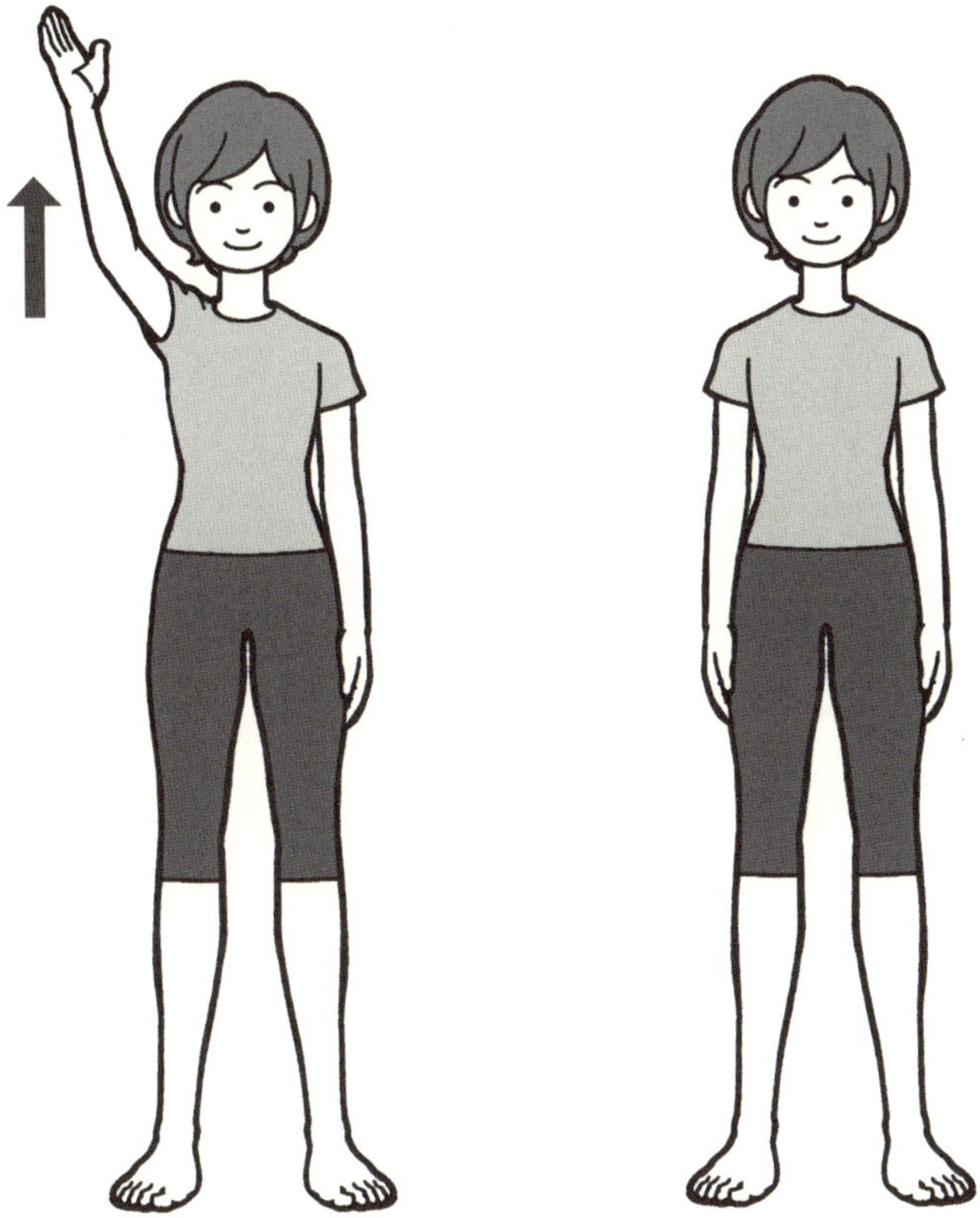

1 両足を肩幅に開き肩の力を抜いてまっすぐ立つ

2 1の姿勢から、息を吸いながら、右の手のひらを内側に向けてゆっくり上げていく

126ページへ続く

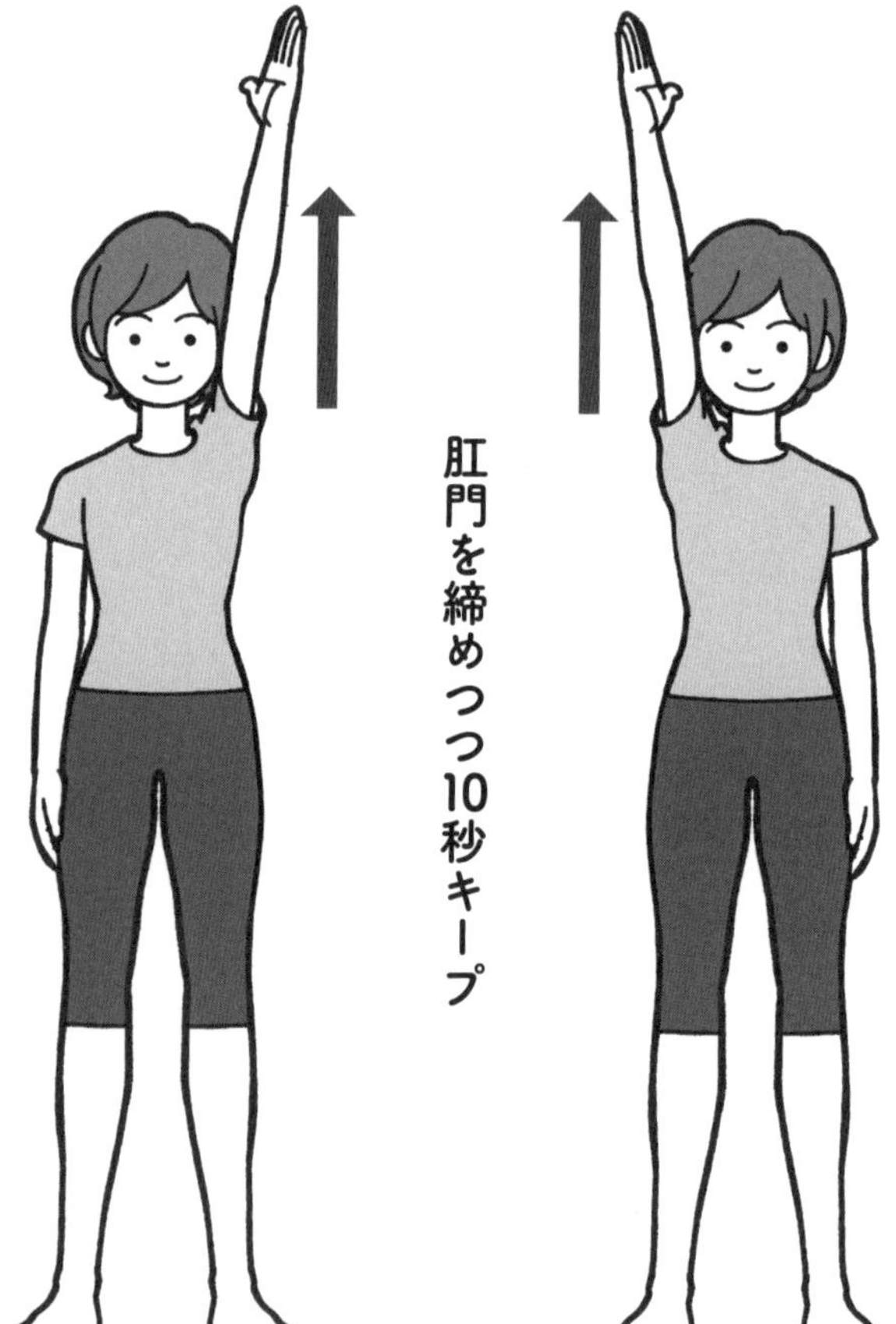

3 右腕が上まできたら、いったん止めて、息を吐きながら、肩甲骨ごと肩を持ち上げるイメージで、ひじを伸ばして片手バンザイし、肛門を締めて10秒キープし、元に戻す。これを3回繰り返す

4 左腕も1～2と同じ要領で片手バンザイし、肛門を締めて10秒キープし、元に戻す。これを3回繰り返す。ここまでで1セット。1日2セット行うとさらに効果的

※左右どちらかの腕が上がりにくい場合は、その腕を意識することで、左右のバランスがよくなる

転倒しにくくなり骨も強化される

応用動作⑤つま先かかと上げ下げ

10秒×6回

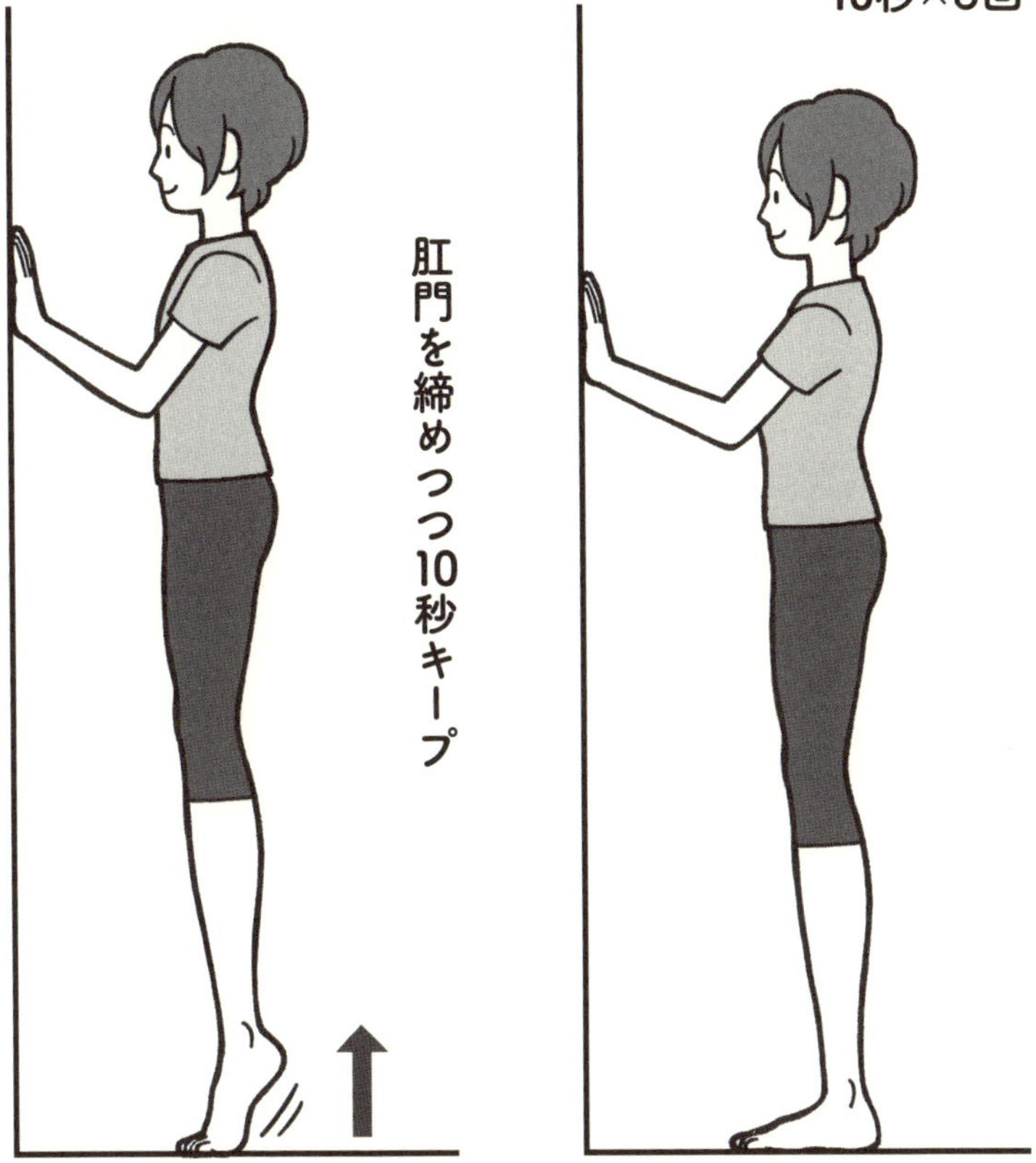

1 壁に向かい、両手を肩幅に開いて、背すじを伸ばす。両手を胸の高さまで上げ、壁にあてる

2 両足の親指に力を入れ、背すじを伸ばすようにしてかかとを上げ、肛門をギュッと締めて、10秒キープ。10秒たったらかかとを下ろす

128ページへ続く

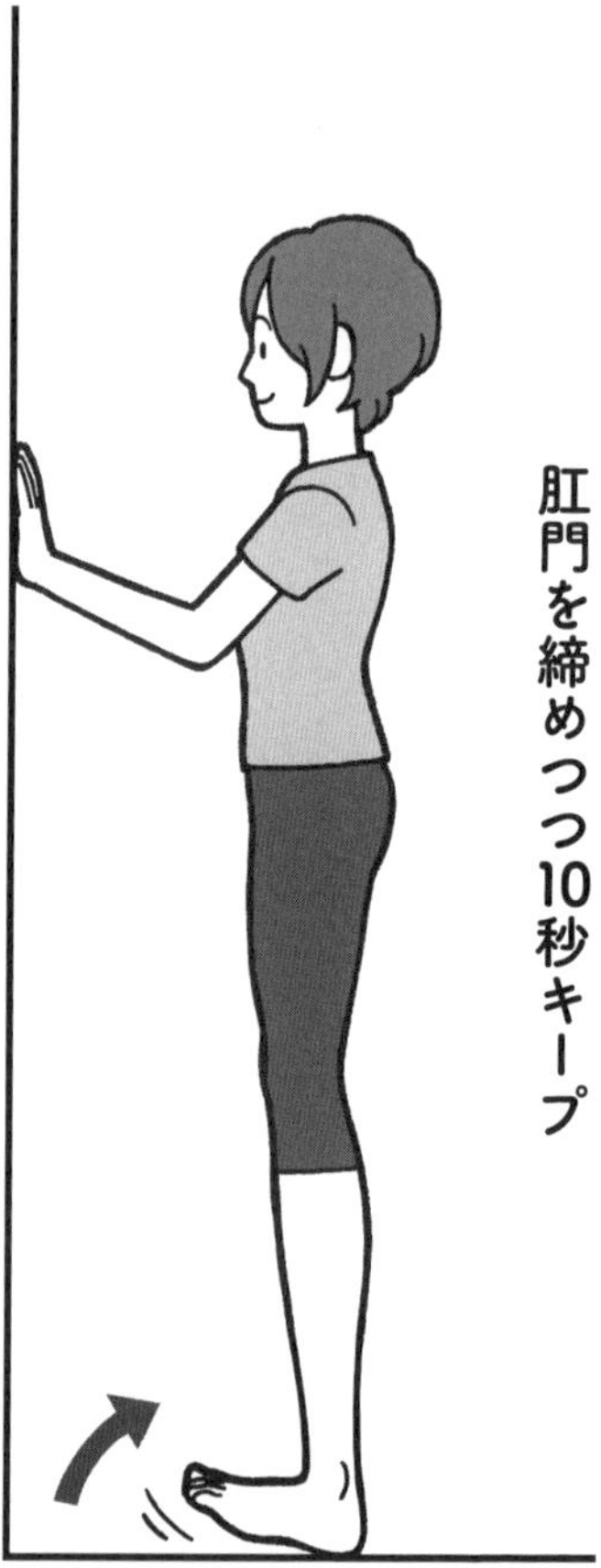

3 次に両足のかかとに力を入れ、背すじを伸ばすようにしてつま先を上げ、肛門をギュッと締めて、10秒キープ。10秒たったらつま先を下ろす。かかと上げとつま先上げをそれぞれ3回ずつ繰り返して1セット（6回）。1日2セット行うとさらに効果的

立ってやるのが
不安な人は…

椅子に座って行ってもよい

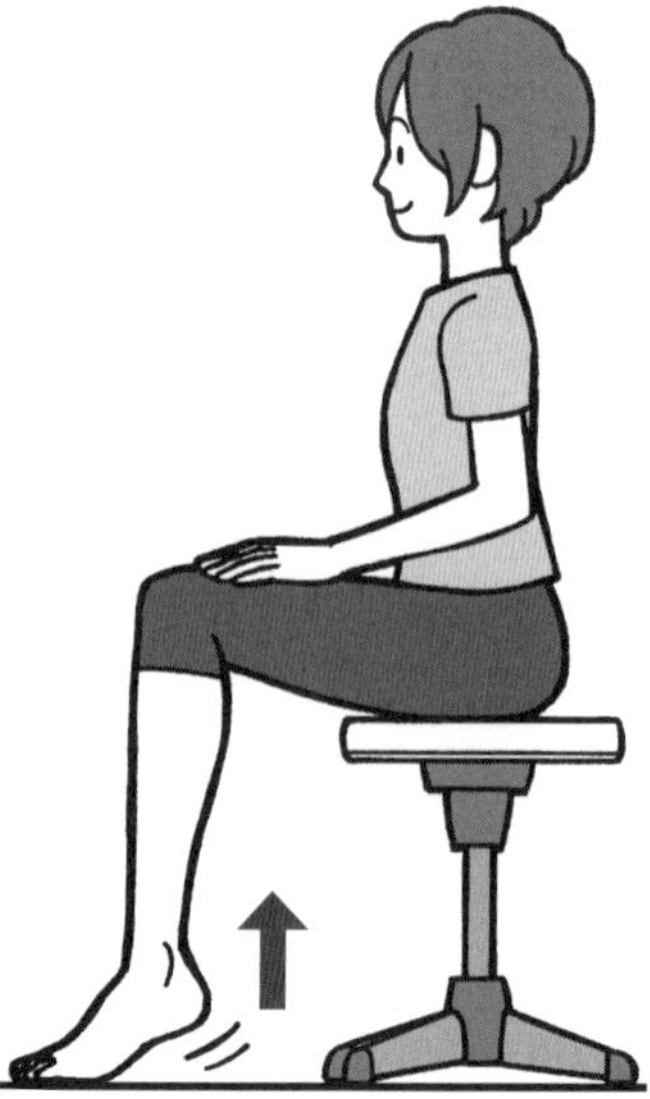

1分バタ足＋応用動作で得られる効果と痛みがつらいときの即効解消ツボ

ひねりを作ることが大事な理由

応用動作の「①中指ひねり」と「②片足ひねりスクワット」には「ひねり」という動作があります。

ひねることで、ふだん使わない方向に筋肉が動き、血液の流れがよくなります。

中指ひねりでは、中指をはさんだ手を内側にひねることによって、手から腕、肩にかけての血流が改善され、それにともなって全身の血流もよくなります。

片足ひねりスクワットでは、太ももを内側にひねることによって、筋肉を本来の正しい位置に戻します。

ひざ痛を起こす人は太ももの筋肉がゆるんで外側に広がっています。その状態でバランスをとろうとすると、ひざ関節の外側に負荷がかかるため、痛みを起こすのです。

太ももをひねることで、ひざの外側への負荷が軽くなるため、スクワットの動作をしても、痛みは感じません。

太ももの筋肉が外側に広がるのも「筋ボケ」の1つです。その状態が普通になると、正しい位置がわからなくなるのです。ひねりには、この「筋ボケ」を解消する役割もあります。

なお、私が開発した「ひねりスパッツ」は、はくだけで筋肉のひねりが自然にできるように工夫して作られたものです。これを利用すれば、片足ひねりスクワットの効果がさらに高まります。

1分バタ足と応用動作の組み合わせ方

応用動作の②〜⑤は、腰痛以外の効果があります。②はひざ痛、③はシェイプアップ、④は首こりや肩こり、⑤はふくらはぎやすねの筋力強化と骨の強化です。

腰痛がひどい人は①と1分バタ足、ひざ痛がある人は②、首こりや肩こりのある人は④、腰にくびれを作りたい人は③、骨やひざから下の筋肉の強化には⑤を、1分バタ足と組み合わせるとよいでしょう。

1分バタ足は主にウラ筋を強化し、応用動作はそれ以外の筋肉に働くので、組み合わせることで、他にもさまざまな効果が得られます。

例えば、筋肉量の増加と血流の改善により、冷え性がよくなります。それに、内臓の動きがよくなるので、便秘も解消されます。特に③は腰への刺激が腸の刺激となるので、便秘解消効果は抜群です。

⑤の動作を行って、すねやふくらはぎの筋肉が強化されると転びにくくなります。特に高齢者が転倒し骨折すると、寝たきりになることが珍しくありません。これを⑤の動作は防いでくれます。

また⑤の動作を続けると、骨に刺激が伝わるため骨が強化されます。つまり万が一転んでも骨折しにくくなるのです。この相乗効果で寝たきりを防ぎます。

さらに骨が強化され骨粗鬆症が改善されると、背骨が知らないうちに潰れてしまう「圧迫骨折」の予防にもなります。

痛みが出たときの即効ツボ

慢性の腰痛はよくなったり悪くなったりを繰り返すものです。痛みが強くなる原因はさまざまで、疲れがひどいときとか、ストレスを感じたとき、中には湿気や低気圧で腰痛が悪化する人もいます。

どうしても痛みが耐えられないとき、痛みをやわらげる方法に、先ほど紹介した中指もみがありますが、そのほかに腰痛に効くツボを2つ紹介します。効き方は個人差がありますので、自分に合うのはどれか、知っておくことが大切です。

腰痛に即効で効くツボは、金門《きんもん》と崑崙《こんろん》です。金門はくるぶしの外側にあるツボで腰痛や坐骨神経痛に効くツボとして知られています。

崑崙は外くるぶしのすぐ後ろのくぼみの中にあるツボで、これも腰痛や坐骨神経痛に効くツボです。

ツボの探し方は134ページにまとめましたが、探すポイントは指で押したときに反応があるかどうかです。これを圧痛点《あっつうてん》といいますが、ズーンと響くような痛みがあれば、そこがツボです。

金門と崑崙は足のツボなので、自分で刺激することができます。親指の腹でグーッと押してゆるめ、それを10回ほど繰り返すと痛みが治まってきます。

腰痛を即効でやわらげるツボ

崑崙（こんろん）

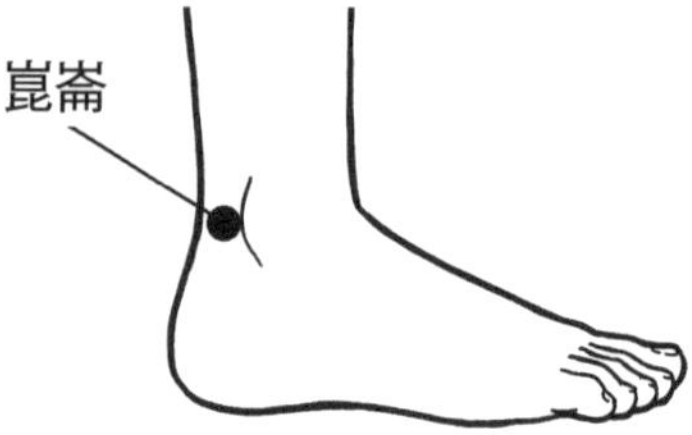

外くるぶしの頂点からアキレス腱のほうに進み、アキレス腱とぶつかるところ

金門（きんもん）

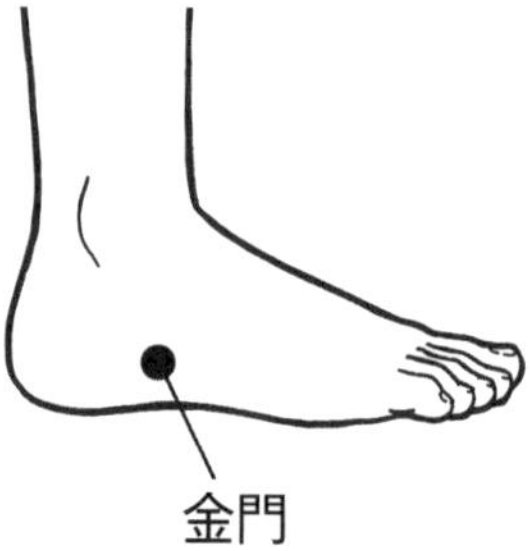

外くるぶしの前下にある。かかとのほうからたどってきて、骨が終わるところのくぼみ

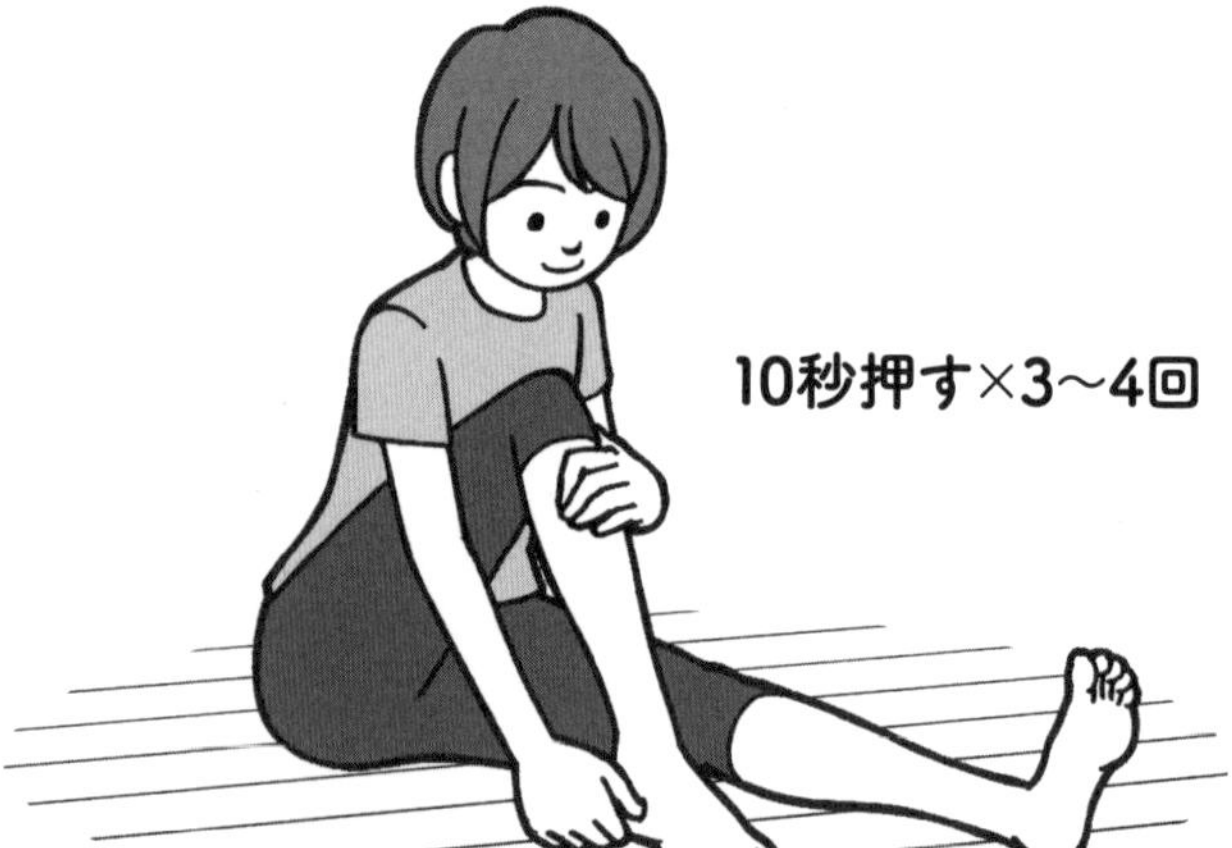

10秒押す×3〜4回

ツボを強く押すと響くような反応がある。親指の腹で、やや強めに10秒ほど押し、3〜4回繰り返すと、腰痛がやわらいでくる。金門が効くか崑崙が効くかは個人差がある。最初は両方押してみて、自分に効果があるツボがわかったら、そっちを押すだけでよい。ツボは左右の足にあるので、両方押す

腰痛予防のためのツボストレッチ

慢性腰痛が軽くなったときは、再び悪化しないようにするための予防法があります。これを私はツボストレッチと呼んでいます。

腰が痛いときや腰が重だるいとき、腰を反ってストレッチをしますね。このとき、**小腸兪《しょうちょうゆ》**と呼ばれるツボを押しながら腰を反ると、予防効果が増すのです。

小腸兪は、坐骨神経痛に有効なツボとして知られていますが、腰痛にも効果があります。**小腸兪を押しながら反ると、ただ反るだけのストレッチよりも効果が倍増します。**

ツボの位置ですが、小腸兪は背中から腰にかけて、背骨の両脇に点在するツボの1つです。上から**腎兪《じんゆ》**、**大腸兪《だいちょうゆ》**、小腸兪と並んでいます。腎兪と大腸兪は、この後に紹介するお灸のやり方に登場しますから、3つセットで覚えておくとよいでしょう。

腎兪は一番下の肋骨の先端の高さの背中側、背骨の中心から指幅2本分外にあります。大腸兪は腎兪から指幅3本分下にあります。小腸兪はそのさらに下、仙骨の1番上のくぼみの指幅1本分外にあります。

腰痛が即効で楽になるツボストレッチ

小腸兪（しょうちょうゆ）

仙骨（65ページ参照）にある一番上のくぼみを見つける。そこから指1本分ほど外側にあるのが小腸兪

このツボを押さえる

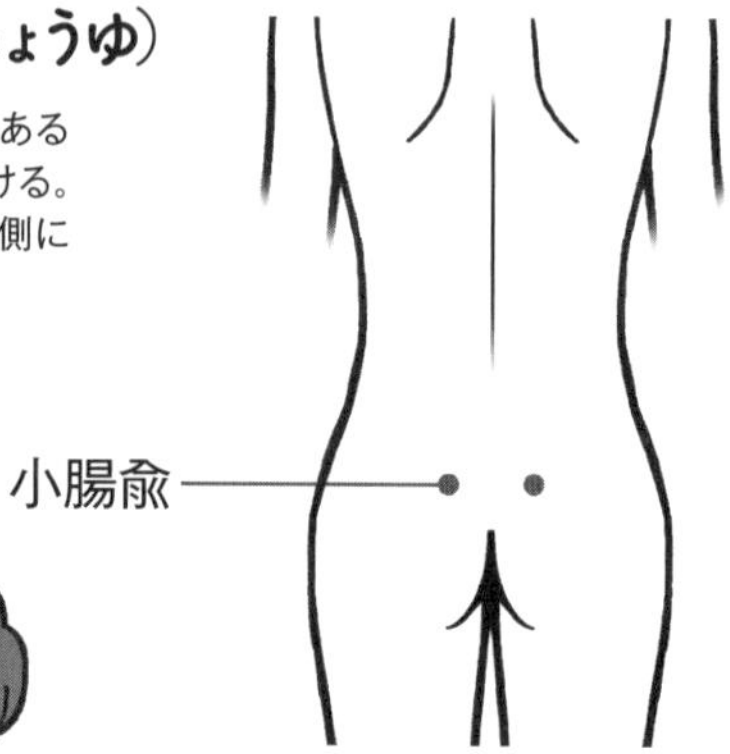

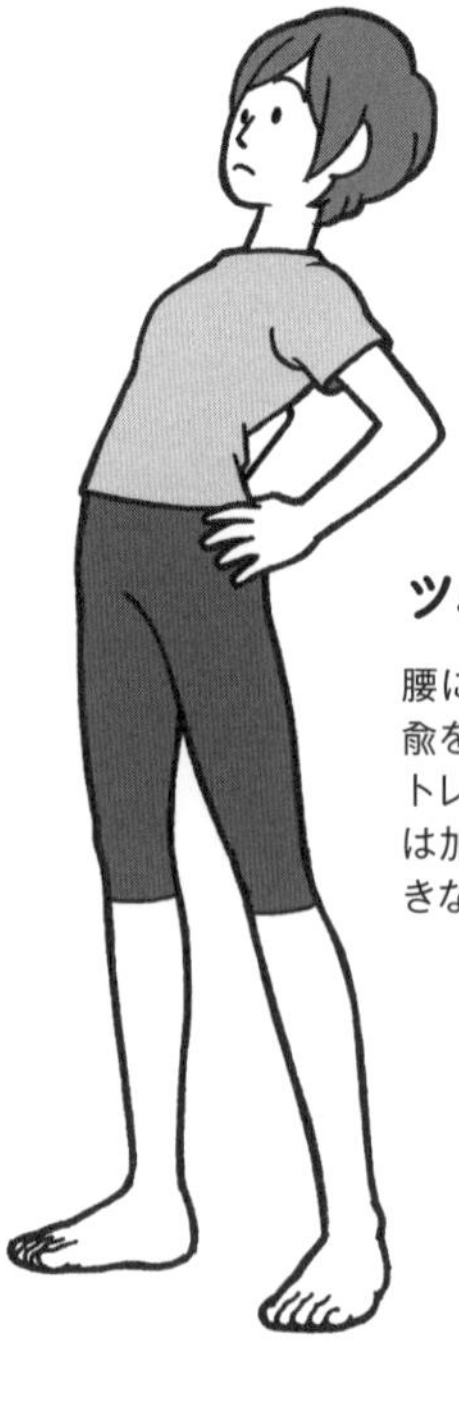

ツボストレッチのやり方

腰に手をあて、親指の腹で左右の小腸兪を押しながら、体を後ろに反らせてストレッチ。反らせすぎると痛みが出る人は加減する。同じ姿勢を長く続けたときなどに、5回ほど行うと楽になる

ぎっくり腰にはツボへのお灸が効く

ぎっくり腰のときは安静にしているのが一番です。もっとも、痛くて動けないでしょうから、痛みが出ない姿勢で安静にします。鍼灸の治療院などに行くのも、数日たって痛みが少し引いてからにしましょう。

鍼灸の「灸」とはお灸のことですが、自宅でお灸をするのも痛みを早くやわらげる効果があります。

自分で行うには、薬局やドラッグストアなどで購入できる家庭用のお灸です。台座がついているので、火が直接肌に触れることなく安全ですし、それでも十分に効果があります。

ぎっくり腰のとき用いるツボが、前のページで紹介した腎兪と大腸兪です。ここにお灸を置いて、火をつけるだけです。

ただし、背中のツボなので、誰かに火をつけてもらう必要があります。家族がいる場合は、138ページを見せてやってもらうとよいでしょう。

リラックスしているときの養生法

お灸も腰痛に効果がある

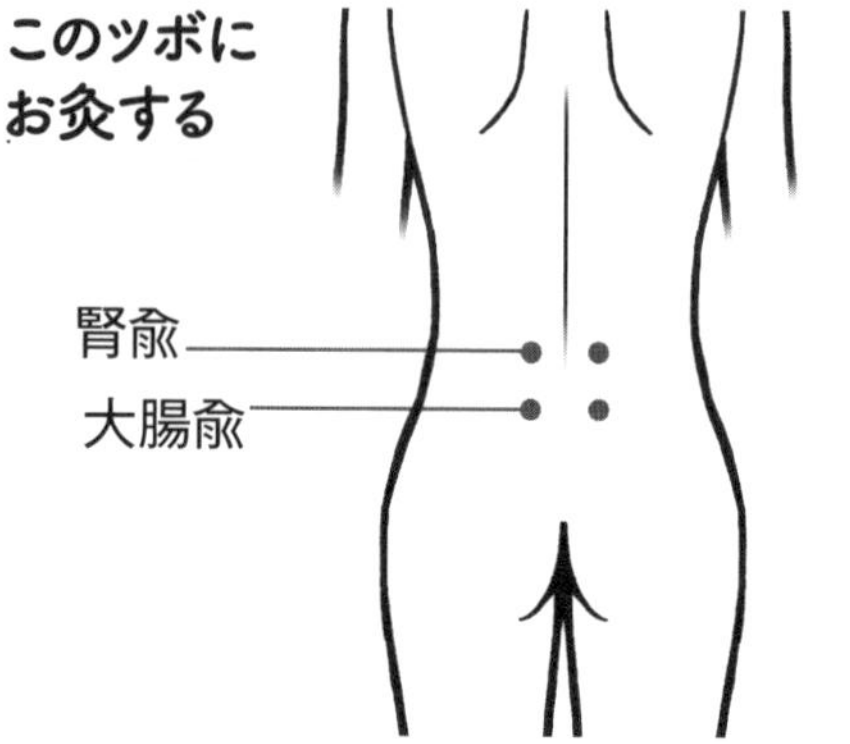

腎兪（じんゆ）

腰のくびれの高さの背骨から、それぞれ指2本分外側にある

大腸兪（だいちょうゆ）

腰骨が一番出ているラインから少し上、背骨から外側にそれぞれ指2本分のところにある

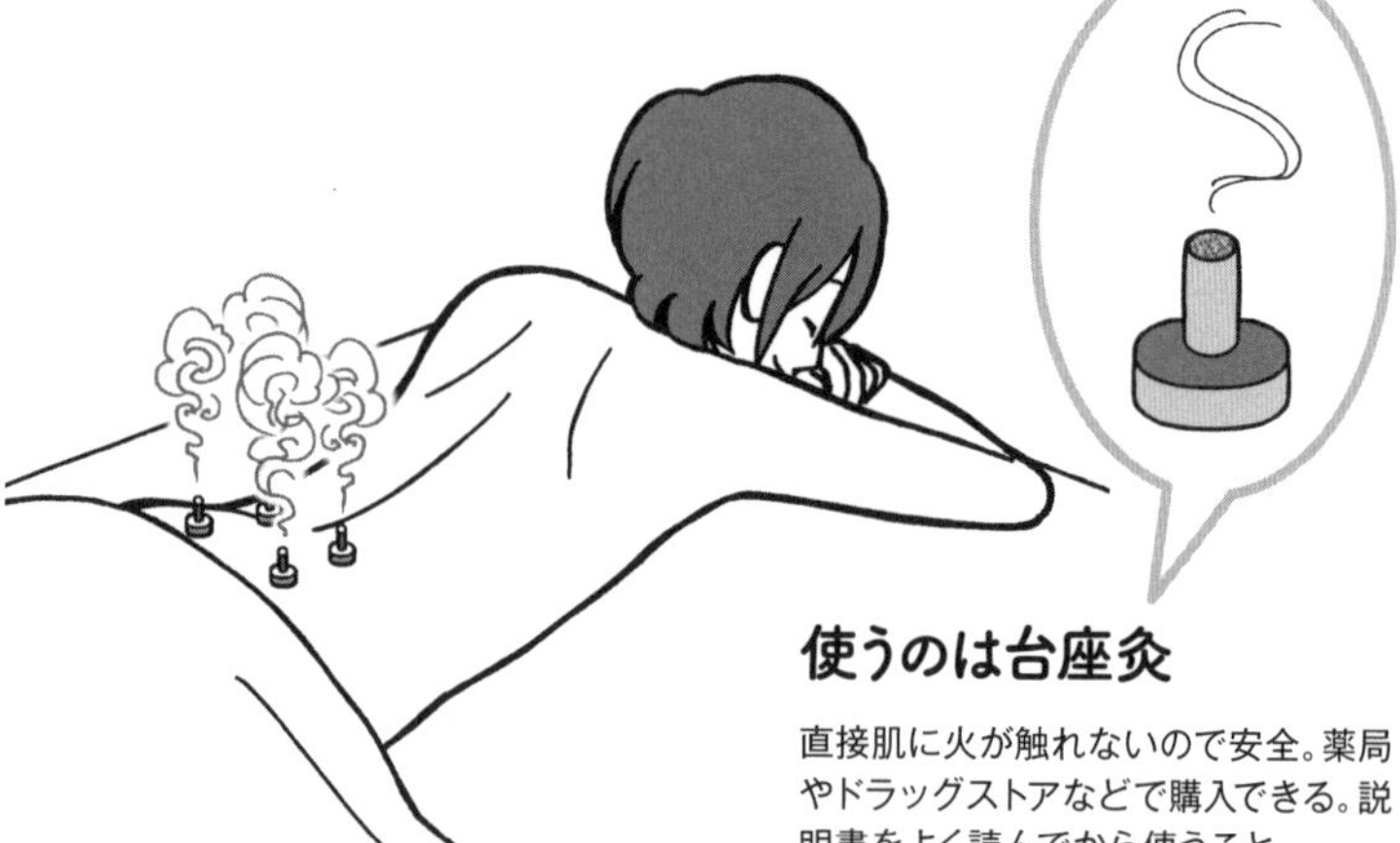

使うのは台座灸

直接肌に火が触れないので安全。薬局やドラッグストアなどで購入できる。説明書をよく読んでから使うこと

第5章

1分ウラ筋トレの効果を高める生活習慣

筋トレの効果を高める生活習慣の基本は食事。甘・鹹・辛・苦・酸をバランスよく食べる

東洋医学的な食事の基本は五味

食べ物には甘味、塩味、辛味、苦味、酸味の5つの味がありますが、東洋医学では「甘・鹹《かん》・辛・苦・酸」といいます。鹹は塩味のことです。

5つの味は五臓の機能を高め、どれかを食べ過ぎたり、5つの味のバランスが悪くなると、五臓の働きが悪くなると考えます。この5つの味と働きを総称して、東洋医学では「五味」といいます。それぞれの味の効能をまとめると次のようになります。

甘（甘味）は滋養作用があり、**疲れたときに食べると元気がわいてくる**といわれています。

鹹（塩味）は柔和作用があり、**解熱効果や便秘などにもよい**といわれています。

辛（辛味）は発散作用があり、**発汗を促して気の巡りや血行をよくする**といわれています。

苦（苦味）は消炎作用があり、**体の熱をとり、イライラを鎮める**といわれています。

酸（酸味）は収斂《しゅうれん》作用があり、**汗のかきすぎや下痢、頻尿、咳などを抑える**といわれています。

以上が五味の効能ですが、難しく考える必要はなく、毎日の食事にバランスよく取り入れるだけで十分です。

甘味でおすすめの食品

疲れたときに甘いものを食べると確かに元気が出ます。これは西洋医学的にいうと、甘味に含まれる糖がすみやかにエネルギーに変わるからです。

ただし白砂糖はなるべく使わないようにしましょう。純度の高い白砂糖は血糖値を急激に上げます。

急激な血糖値の上昇が糖尿病によくないことは広く知られていますが、それ以外の人でも血管の老化を進める要因となります。

そこで**調味料として用いる甘味は、ハチミツや黒糖などを使うとよい**でしょう。ハチミツや黒糖は糖分以外の成分、いわゆる不純物を含むので血糖値は急激に上がりません。この不純物には体に必要なミネラルも含まれているので、白砂糖よりも健康によいのです。

なお洋菓子や和菓子は白砂糖がたっぷり入っているので、基本は避けたほうがよいのですが、全面的に禁止といわれてはストレスになってしまいます。せいぜいお菓子は1日1個、できれば週2回程度にしたいものです。

塩味でおすすめの食品

塩の主成分である塩化ナトリウムは、人間が生きていくために必要なミネラルです。特に真夏に大量の汗をかいたときは、体内の塩分が不足して熱中症を引き起こすこともあるほどです。

とはいえ、塩分のとりすぎは高血圧の原因となるので、真夏以外は減塩を心がけるようにしたいものです。

塩分は塩そのものだけでなく、しょう油やソースなどの調味料にも含まれていますから、かけすぎに注意しましょう。

調味料として用いる塩も、できれば食塩ではなく、自然塩と呼ばれるものを選ぶようにすることをすすめます。

食塩というのは99・9％以上が塩化ナトリウムです。白砂糖と同じように、純度の高い塩なのです。


一方の自然塩は、昔ながらの製法でつくられた塩で、にがりという成分を含んでいます。

にがりとは海水に含まれるミネラルのことです。海水には人間が生きていくために必要なミネラルのほとんどを含んでいるので、自然塩がよいのです。

最近ばさまざまな種類の自然塩が販売されているので、その中から気にいったものを選ぶとよいでしょう。

ミネラルは人間が生きていくために不可欠な栄養素の1つです。**塩味なら自然塩、甘味ならハチミツか黒糖**を用いることでミネラルを補給できます。

辛味でおすすめの食品

辛いものを食べると汗が出てくることはみなさんも経験があるでしょう。辛味といえば発汗作用です。

また辛味には血流をよくして体を温める作用もあります。ウラ筋トレを始めても、筋肉量が増えるまでには時間がかかるので、体が冷えやすい人は血流改善や体温を上げるために辛味を活用するとよいでしょう。

辛味の代表的な食品といえば、トウガラシとショウガがあげられます。トウガラシにはカプサイシンという辛味成分が含まれています。ショウガにはジンゲロール、ショウガオール、ジンゲロンという3種類の辛味成分が含まれています。

ちなみにショウガは漢方薬に用いられる生薬の1つで、生の状態から乾燥させたものを「生姜《しょうきょう》」、蒸した後に乾燥させたものを「乾姜《かんきょう》」と呼びます。

ただ体によいからと、辛味をとりすぎると、胃を荒らします。トウガラシやショウガは少量でも血流が改善するので、とりすぎないように注意して活用しましょう。

苦味でおすすめの食品

苦味は苦手な人もいますが、東洋医学的にはクスリにもなる大事な味です。工夫してでも食べてほしい味なのです。

フキノトウは苦味のある山菜ですが、この苦味はアクの一種で、植物が動物に食べられないようにするために作り出すといわれています。実際、人間以外の動物は苦味を嫌います。

人間も子どものうちは苦味を嫌いますが、大人になるにつれて、おいしいと感じるようになってくるようです。

苦味にはイライラを鎮める、つまりストレスを解消する効果がありますが、苦味の利いたビールを飲むとストレスが発散されるのを経験したことのある人もいるのではないでしょうか。

苦味のある食品で代表的なものにはニガウリ（ゴーヤ）があります。もともと沖縄や九州などでしか作っていなかった野菜ですが、最近は関東でも栽培されるようになり、日常的に食べられる野菜となりました。塩でもんでから調理すると、苦味がおだやかになるそうなので、苦味が苦手な人はそういう食べ方でもよいので、少しずつ慣れていくようにしてはいかがでしょうか。

酸味でおすすめの食品

酸味も動物が嫌う味です。食べ物が腐ると酸っぱくなるので、動物は酸味を腐敗物として認識するようです。

でも人間は腐敗物と酸味のある食品の区別ができます。暑いときに酢の物などを食べると体が引き締まってスッキリしますが、これが収斂作用です。

酸味の代表的な食品（調味料）といえば、酢でしょう。中でも、黒酢やリンゴ酢は健康によい酢ということで一時ブームになりました。

しかし、酢はどんなものでも健康にはよいのです。例えば、酢をとると血圧や血糖値が下がることが研究で明らかにされています。高血圧や糖尿病といった生活習慣病に酢はぜひとってほしい調味料です。

ギョウザのタレに酢は不可欠ですが、中華料理と酢はよく合います。また洋風の食事なら、ブドウから作られるバルサミコ酢が合います。和食ではしょう油の代わりに、ポン酢を使う人がいます。気に入った酢を何本か常備して、料理に合わせて使い分けるのも楽しいのではないでしょうか。

五味をバランスよく食べる

五味はバランスよく食べることが重要です。健康によいからとラーメンに大量のトウガラシをかけたり、酢をそのまま飲むようなことは避けましょう。

また五味のバランスをとることで、とりすぎを防ぐことができます。**例えば、ぜんざいには隠し味として少量の塩を使い、漬けものなどを付け合わせにしますが、これは甘味と塩味バランスをとる昔からの知恵なのです。**

料理をする人ならご存じかもしれませんが、**甘味と塩味、酸味と辛味、苦味と塩味を組み合わせると、味のバランスがよくなる**といわれているので、試してみるとよいでしょう。

ウラ筋トレ効果がもっと高まる食品の選び方と食べ方のコツ

第6の味、うま味で減塩

五味について述べましたが、私たちはもう1つの味を知っています。それは、うま味です。

日本人なら誰でも知っていますが、うま味とはだしの成分です。甘味、塩味、辛味、苦味、酸味の5つの味（五味）と独立した味であることから、第6の味とも呼ばれています。

だしはカツオ節やコンブでとりますが、カツオ節のイノシン酸、コンブのグルタミン酸が、うま味成分です。

だしをしっかり利かせると、**塩分を減らしても塩味がしっかり感じられる**ようになります。つまり、おいしさを犠牲にせず、塩分のとりすぎを防ぐことができるのです。

最近は粉末になったうま味調味料も販売されていますが、できればカツオ節やコンブからだしをとってみましょう。

簡単な方法としては、水だしがあります。麦茶などを入れる容器に、適当な量のカツオ節またはコンブを入れて、6時間以上放置するだけでだしがとれます。夜に仕込んでおけば、翌朝にはうま味たっぷりのだしができています。

色の野菜は体のサビをとる

彩りのよい料理を見ると食欲がわいてきます。料理は舌だけで味わうものではなく、鼻（におい）や目でも味わうものなのです。

例えばサラダも青いレタスだけではおいしそうに見えません。赤いトマトや緑のブロッコリー、だいだい色のニンジンなどがあると、おいしそうに見えるだけでなく、栄養価も高くなります。

濃い色の野菜は、健康によい成分を豊富に含んでいます。例えば、トマトの赤はリコピン、ブロッコリーの緑はルテイン、ニンジンのだいだいはβ《ベータ》カロテンという色素成分です。総称してカロテノイドとも呼ばれます。

カロテノイドには、体のサビをとる抗酸化作用があります。鉄は酸素と反応してサビつきますが、似たようなことが体の中でも起こります。

鉄がサビつくことを「酸化」といいますが、呼吸によって体内に取り入れた酸素の一部も酸化するのです。

よく知られているのが、血管の中でコレステロールが酸化して起こる動脈硬化です。動脈硬化が進むと脳卒中や心臓病のリスクを高めます。この酸化を防ぐのがポリフェノールの抗酸化作用なのです。

このように色の濃い野菜は、食欲をそそる効果があると同時に健康にもよいので、毎日の食卓にできるだけ取り入れるようにしましょう。

発酵食品が免疫力を高める

みそやしょう油は大豆を麹菌で発酵させて作ります。納豆は大豆を納豆菌で発酵させて作られます。こうした食品のことを発酵食品といいます。

最近ブームになっている発酵食品といえばヨーグルトでしょう。ヨーグルトは牛乳を乳酸菌で発酵させて作りますが、腸の働きをよくするといわれ、今やスーパーに行くと、たくさんの種類のヨーグルトが並んでいます。

人間の腸の中には無数の細菌がすみついています。これを腸内細菌といい、大きくは善玉菌と悪玉菌に分けられます。そして善玉菌が増えると腸内環境がよくなり、便秘なども改善します。

また腸には免疫細胞が集まっているので、**腸内環境が改善すると、免疫力もアップして病気にかかりにくくなります。**

ヨーグルトに含まれる乳酸菌は、腸内の乳酸菌の仲間を増やす働きがあるので、腸内環境がよくなるのです。

乳酸菌は漬け物にも含まれているので、同様の効果が期待できます。納豆菌も腸内の善玉菌を増やすといわれています。

私も納豆やヨーグルトは、よく食べていますが、おかげでお腹の調子はよいほうだと思います。

1日1個梅干しを食べる

納豆とヨーグルトの他に、私がよく食べているのは梅干しです。日本の伝統的な保存食品ですが、健康によい効果がたくさんあることで知られています。

まず梅干しを食べると唾液がたくさん出てきます。唾液の分泌が悪いと、食べ物がのどを通りにくくなり、食事が進みません。しかし、食事のはじめに梅干しを少し食べると唾液がたっぷり出るので、食欲もわいてくるのです。

梅干しの効能で、1番有名なのは殺菌作用です。梅干しに含まれるクエン酸は、食中毒を起こす細菌を殺す力があります。おにぎりに梅干しを入れるのは、食中毒を防ぐ昔からの知恵だともいわれています。

またクエン酸には疲労回復効果もあります。疲労物質の1つに「乳酸」がありますが、クエン酸には乳酸がつくられるのを抑える働きがあることがわかっています。

この他、梅干しには血液をサラサラにして、生活習慣病を防ぐ働きや脂肪燃焼を助ける働きなども知られています。ぜひ食生活に取り入れてみてください。

肉や卵は筋肉を増やすので、進んでとろう

中高年になると、肉や卵をあまり食べなくなる人が多いと聞きます。この原因はい

ろいろ考えられますが、その1つが生活習慣病の予防のためというものです。
かつては肉などの動物性脂肪はコレステロールを多く含んでいるので、動脈硬化を進めるといわれていました。そのことを気にして肉を食べない人がいまだに多いと聞きます。

卵も同じで、少し前までは卵はコレステロールが多いので、生活習慣病がある人は食べないほうがよいとまでいわれていました。

しかし現在、食品に含まれるコレステロールはまったく問題ないといわれるようになりました。つまり、肉や卵は気にせず食べてよいのです。

むしろ肉や卵などで、タンパク質をとらないと、筋肉量は増えないばかりか、逆に減らすことにもなりかねません。進んでとるようにしましょう。

もちろん魚や植物性のタンパク質を多く含む豆腐や納豆などの大豆製品からとってもよいのですが、意外に足りてない人が多いようです。

特にこれから筋肉量を増やしたいという人は、タンパク質を十分とることを心がけましょう。

1分バタ足の後に牛乳を飲むと筋肉が増える

最近、筋肉を増やすためのサプリメント（栄養補助食品）のテレビコマーシャルを見かけるようになりました。

サプリメントの中身はアミノ酸です。タンパク質は体内に入るとアミノ酸に分解されて、吸収されて体を作る材料になります。つまり筋肉の材料となるのもアミノ酸なのです。

最初からアミノ酸になっているほうが効率的に吸収されるといわれていますが、基本的にはタンパク質をとっても同じことです。

テレビコマーシャルでは、サプリメントをとるだけでなく、運動している様子も描かれます。というのは、いくらアミノ酸（タンパク質）をとっても、運動しないと筋肉量は増えないからです。

特に**筋肉量を増やすには、運動してから30分以内に牛乳を飲むなどしてタンパク質を摂取するとタンパク質の合成能力が高まる**といわれています。

ですから、1分バタ足の後に牛乳を飲むようにすれば、筋肉量が増えるのが多少早まる可能性があります。

糖脂質制限はやりすぎない

最近、肥満や生活習慣病の改善法として注目されているのが「糖質制限」です。糖質とは砂糖などの甘いものだけでなく、体内で糖分に変わる炭水化物も含みます。ごはん、パン、そば、うどん、スパゲティなどはみんな糖質です。

糖質は私たちが生きていくためのエネルギー源の1つですが、まず血液中に取り込まれて血糖となります。このため、糖質を食べた後は血糖値が上がるのです。

血糖はインスリンというホルモンによってエネルギーに換えられます。そして余った血糖もインスリンの働きで脂肪に換えられ、体の中に蓄積されます。

つまり糖質制限すれば血糖値も上がらず、インスリンも分泌されないので、脂肪が増えず、体重も減っていくという理論です。

今や糖質制限は大ブームとなっていて、この方法でやせたという人もたくさんいますが、問題はやり方です。例えば、糖質をいままでの半分くらいにする人もいれば、ほとんど食べない人もいるのです。

ただ糖質制限の短期的な効果は認められているものの、長期的にはどんな悪影響が出てくるのか、現時点ではまだよくわかっていません。ですから、ほどほどにとどめておくのがよいでしょう。

しかし、肥満の人で、ごはんを何杯もおかわりするような人は、ある程度の糖質制限は必要でしょう。その分、タンパク質をしっかりとることをおすすめします。

朝食は少量でも必ず食べよう

肥満解消のために朝食を食べない人がいます。**1日3食を1日2食にすれば、総カロリーが減るので、やせられると考えがちですが、それは正しくありません。**

朝食を抜くと、昼食の頃には空腹感がピークに達し、ごはんをいっぱい食べてしまう人が多いからです。朝は忙しくて食事する時間がないという人が太りやすいのも同じ理屈でしょう。

それだけではありません。1日に食べる総カロリーが一緒でも、朝食を食べたほうが体重は減るというデータもあるのです。

これは名古屋大学が行った動物実験のデータですが、同じカロリーの食事を朝から食べさせる群と、4時間遅らせてから食べさせる群で比較すると、遅れて食べたラットの体重が増えたのです。

また4時間遅れて食べたグループは、肝臓の時計遺伝子や脂肪を合成する遺伝子が働き出すのも4時間遅れ、食べ始めるまで体温も上がりませんでした。

時計遺伝子とは、いわゆる体内時計のことです。私たちは毎朝、太陽の光を浴びて体内時計をリセットしていますが、朝食もまた体内時計をリセットする役割を果たしています。

体内時計がリセットされると、体が活動モードになり、体温が上がり、代謝も活発になります。このことは経験的には以前から知られていましたが、この実験によって科学的にも証明されたことになります。

夕食はゆっくり楽しんで食べる

朝食、昼食、夕食に限らず、食事はゆっくり食べるのが理想です。脳の満腹中枢は食べ始めてから20分後ぐらいたって満腹と感じるようになります。そのため、早食いすると、食べ過ぎてしまうのだそうです。

ただ現代人は忙しいので、朝食や昼食に20分以上も時間をかけられないのが現実でしょう。

そこで、せめて夕食くらいはゆっくり食べてほしいと思います。というのは夕食をゆっくりとると、リラックス効果が増し、体がよく休まり、また眠れるようになるからです。

食事は自律神経を副交感神経優位に切り替えます。つまりリラックスさせる働きがあります。夕方以降は、副交感神経優位に切り替わるのが自然な体のリズムです。しかし、ストレスなどがあると、交感神経が優位なまま夜を過ごしかねません。ですから、夕食はゆっくり楽しんで食べるようにしてください。

夕食は寝る3時間前に終える（できるだけ）

帰宅が遅い勤め人の中には、夕食が8時、9時と遅い時間になってしまう人も珍しくありません。

中には食べてすぐ寝てしまう人もいるかもしれません。しかし**夕食を食べ終えてから寝床に入るまでは、最低3時間は空ける努力をしてください。**

3時間というのは、食べたものが完全に消化される時間です。**食べてからすぐ寝ると、眠ってからも胃に食べ物が残っていることになり、胃に負担をかけてしまう**のです。また消化のためのエネルギーを寝ている間に使うことになり、睡眠の質も悪くなります。**つまり不眠や寝不足の原因にもなるのです。**

ですから、帰宅が遅い人は、帰宅後なるべく早く食事を済ませ、それから入浴するなど、寝るまでの時間をゆっくり過ごすようにしてください。

お酒を飲む習慣がある人は、夕食時の晩酌だけにとどめましょう。夕食後もお酒を飲みながら、少量とはいえつまみをとると、胃に負担をかけることになります。

冷えや肥満で痛みがぶりかえすことも！運動、入浴、睡眠など腰痛にならない生活術

飲み物は温かいものや常温のものを飲むのがベスト

夏は冷たい飲み物がおいしく感じられますが、冷たいものばかり飲んでいると、おなかを冷やしてしまいます。

おなかの冷えは胃や腸はもちろん、そのまわりの筋肉などの冷えをもたらし、腰痛の原因となることもあります。

こうしたおなかの冷えは、温かい飲み物、もしくは常温の飲み物を飲むことで防げます。

しかし、暑いときの冷えたビールとか、冷たいジュースなど、冷たいものが飲みたいときもあります。

その場合は、冷たいものを飲んだ後、温かい飲み物を飲んで、おなかを温めるようにしましょう。

冷たいビールは、のどごしでおいしいと感じているので最初の1杯だけにして、後は常温のお酒や焼酎のお湯割りなどにすれば、冷えによる腰痛対策になります。

家の中では素足で過ごさない

家の中で裸足で過ごす人がいますが、フローリングの床などの場合は、気がつかないうちに足が冷えてしまいます。

全身の筋肉はつながっているので、たとえ盛夏でも、床板と素足がずっと接触していれば、足の裏が冷たくなります。

素足で過ごしている人は、試しに足の裏を触ってみてください。足の裏がいかに冷えているかがわかるはずです。

冷えは、足の裏から脚、さらには腰のあたりまで上がってきて、腰の筋肉の血流を悪化させます。こうした足からの冷えによる血流が悪化で、腰痛を起こしている人も少なくありません。

この冷えを防ぐ方法は、スリッパをはくことです。夏は素足という人でも、冬はスリッパをはいていると思います。ですから、スリッパをはく習慣は1年を通して続けましょう。

急な寒暖差にも気をつけて

夏は暑い戸外から、冷房が効いた屋内に移動するなど、急激な温度変化にさらされます。こんなときに腰が痛くなるのを経験した人も多いでしょう。

これに対処するには、1枚羽織るものを用意して、寒いと感じたらサッと羽織る習慣をつけましょう。

オフィスの冷房が効きすぎると感じたら、オフィスに腰をガードする毛布などを常備しておくとよいでしょう。

電車の中などで、1枚羽織るのも難しい場合は、**首にスカーフを1枚巻いておくだけでも効果があります。**素足による足からの冷えと同じように、首の冷えも全身の冷えにつながります。

また、気圧が下がったときに腰痛が起こるという人もいます。寒さと違って、気圧はコントロールできませんが、規則正しい生活を心がけることで気圧の変化に対応できます。

肥満が腰痛やひざ痛の原因に

肥満は高血圧や糖尿病など、生活習慣病の要因にもなりますが、腰痛やひざ痛を悪化させる要因にもなります。

体重が増えれば、その分だけ負荷が大きくなるので、腰やひざへの負担も大きくなります。腰痛やひざ痛のある人は、やせるだけでも痛みの軽減につながります。

体重が増えるのは食べ過ぎと運動不足です。年齢を重ねるほど運動不足になりがちですが、エネルギー消費量が少なくなっているのにもかかわらず、昔と同じくらい食べていれば、肥満は避けられません。

やせるためには、食事量を極端に減らしたり、先に述べた極端な糖質制限は体調を悪くすることもあるので、注意しましょう。**ダイエットの基本は、1カ月に1～2キログラムのペースで落とすのがよいといわれています。**

またダイエット中でも、タンパク質の摂取量が減らさないように注意してください。前にも述べましたが、タンパク質は筋肉の材料です。不足すれば1分バタ足を続けていても、筋肉が増えなくなってしまいます。

ウォーキングは筋肉をほぐすので腰痛に効く

肥満を解消するもう1つの方法は、運動で体脂肪を燃焼させることです。体脂肪を燃やす効果があるのは、酸素を取り入れながら行う有酸素運動です。

代表的な有酸素運動といえばウォーキングでしょう。第2章でウォーキングをしてもウラ筋は鍛えられないといいましたが、決してウォーキングに意味がないといっているのではありません。ウォーキングにはウォーキングのメリットがあるので、**余裕がある人は1分バタ足などのウラ筋トレとウォーキングを組み合わせることをおすすめします。**

ウォーキングのメリットは、脂肪燃焼効果のほか、血圧を下げたり、血糖値を下げるといった効果が期待できます。

また血流をよくして硬くなった筋肉をほぐす効果もあるので、腰痛のある人におすすめの運動の1つでもあります。

第2章にも書きましたが、会話ができるくらいの速さで歩くだけ。続けて20分以上歩くと効果的といわれていますが、5分ずつ細切れにしても効果があるといわれています。最近歩いていないと感じている人は、毎日の生活の中にウォーキングを取り入れてみましょう。ストレス解消にもなりますよ。

エスカレーターを使わない

日常生活の中でできる運動としておすすめしたいのが、エスカレーターをやめて階段を使うことです。

駅などのエスカレーターは本当に便利ですが、階段を上れる人なら、階段を使ったほうが運動になります。

特に階段を上ると、太もものオモテ筋（大腿四頭筋）が鍛えられます。この筋肉はひざ関節を保護する筋肉なので、鍛えておくとひざ痛の予防になりますし、歩くのも楽になります。

しかしふだん階段を使ってない人が、階段を使い始めると、最初は相当きつく感じられるかもしれません。息が切れてしまう人もいるでしょう。

息が切れるのは、それだけ筋力が落ちている証拠です。でもそこをがまんして続けていれば、だんだん階段を上るのも楽になり、よい生活習慣になります。

エスカレーターだけでなく、エレベーターも同様です。できるだけ自分の足で移動することによって、筋力低下を防ぐことができるのです。

家の中でもちょこまか動く

座りっぱなしの生活は寿命にも影響するといわれています。アメリカのユタ大学などの研究によると、**1時間に2分立ち上がって歩くだけで心筋梗塞などの死亡リスクが33%減少するという報告があります。**

デスクワークの多い人や自宅で座っている時間が長い人は、1時間たったら、2分くらいは立ち上がり、ストレッチして筋肉をほぐしてあげましょう。

また家の中でも、ちょこまか動くようにすると、それだけでもエネルギーが消費されます。

移動するのをめんどうくさいと思わず、健康にためによいのだと思って、ちょこまか動くことを心がけましょう。

入浴は寝る1時間前にすますとよく眠れる

入浴は体をリラックスさせる効果があるので、夜寝る前に入る人が多いのではないでしょうか。

ただし寝る直前に入ることはすすめられません。寝る直前に入ると、体温が上がったままになり、眠れなくなってしまうからです。

人間は眠くなると体温が下がってきます。このタイミングで寝れば、よく眠れるのですが、入浴で体温が上がったままだと、逆に寝つけなくなってしまうのです。ですから、入浴は寝る1時間前にすませ、汗などがひいてから、寝るようにしましょう。

筋肉をつけるためには質のよい睡眠が必要です。筋トレを行うと、筋繊維が傷つきますが、それが修復されることで筋肉量が増加します。

そして筋肉の修復は睡眠中に行われます。ですから1分バタ足の効果を高めるには、よい睡眠をとることが大事なのです。

眠れないときの中指もみ

なかなか寝つけないという人には、第4章で紹介した中指もみがおすすめです。寝つきをよくする中指もみは、中指の脳に対応する部位をもみます。脳に対応するのは、中指の頭の部分です。ここをもう一方の手の親指の爪でグッと押すように数回もむのです。片方の中指もみが終わったら、もう一方も同様に行います。

眠れないのは脳が興奮して、交感神経が優位の状態が続いているためですが、この**中指もみを行うと、脳の興奮が鎮まり、副交感神経が優位になってリラックスできるので、だんだん眠くなってきます。**

布団に入ってから、中指もみを行うと、その間にストンと眠りに落ちる人もいます。簡単にできる方法なので、ぜひ試してみてください。

いつもは眠れるのに、ときどき眠れないという人も、脳の興奮が入眠を妨げている可能性があるので、試してみるとよいでしょう。

睡眠の質がよくなければ筋肉は増えない

よく眠れる中指もみ

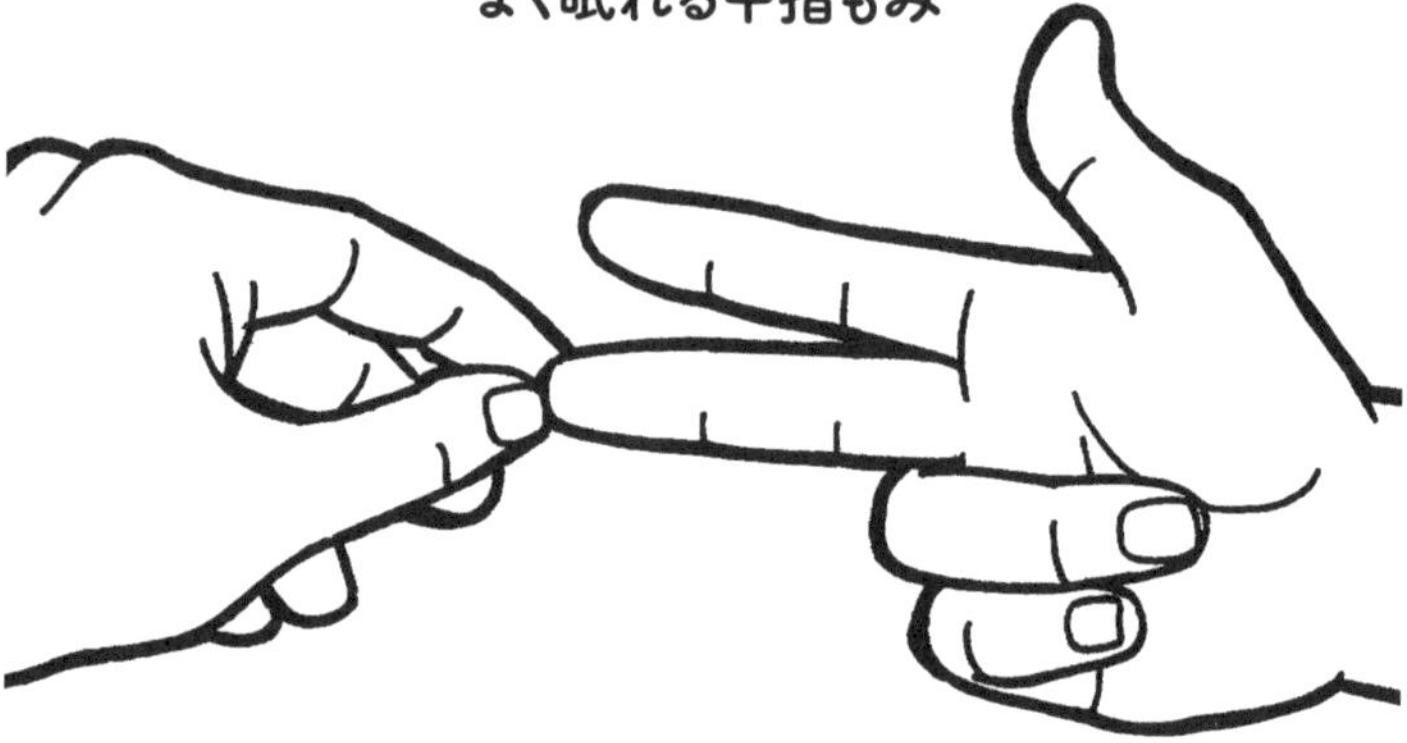

10秒ほどもむ

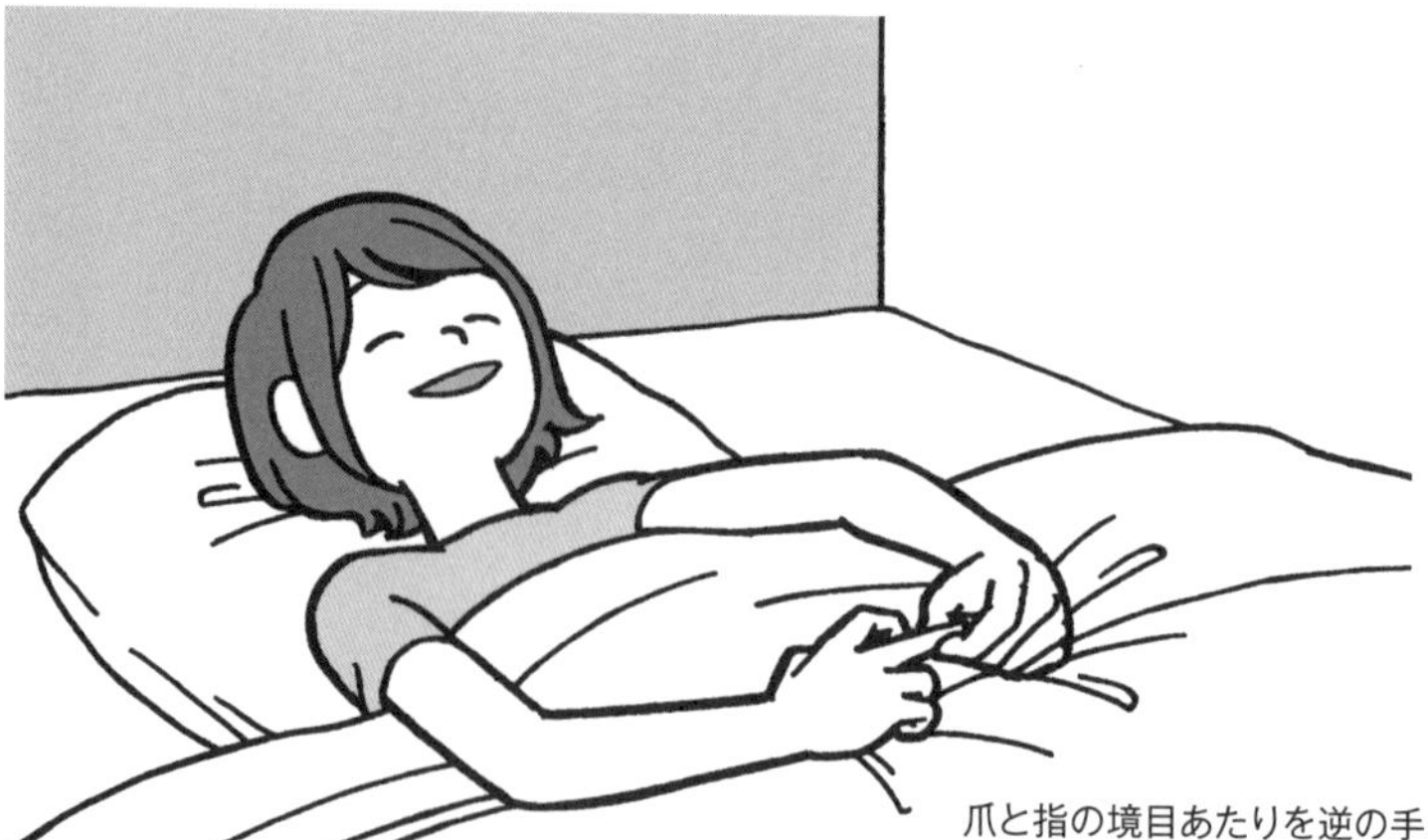

爪と指の境目あたりを逆の手で親指の爪をたてて10秒ほどもむ。これを数回繰り返す

休みの日でも朝は同じ時間に起きる

ふだん、朝から晩まで働いている人は、休日くらいは好きなだけ眠りたいものです。

しかし休日起きる時間が遅いと、夜眠れなくなります。

例えば、いつも23時に寝て、6時に起きる人が、休日に8時過ぎまで寝るとします。

するとその日は23時になっても眠れず、寝つくのが夜中になってしまうのです。

人間は体内時計（159ページ）を持っていて、そのリズムにしたがって生活していますが、休日にたくさん寝ると、そのリズムが狂います。

そこで、休日もいつもと同じくらいの時間に起きるようにすると、体内時計が狂うことがなく、質のよい睡眠を継続させることができます。

注意したい腰痛を防ぐ3つの動作

この章で紹介した生活習慣をできるだけ取り入れ、1分バタ足を続ければ、ほとんどの人の腰痛は改善するでしょう。

しかし腰痛経験者は、**腰痛を起こしやすい動作がきっかけで痛みがぶり返すことがあります**。そこで最後に、注意すべき3つの動作についてお話しします。

1つめは重いものを持ち上げる動作。気をつけないと、それほど重さはそれほどでなくても痛みが出ることがあります。自分の体を過信しないで、重いものを持つときは中腰の体勢から持つのではなく、腰を落としてから持ち上げるようにしてください。

2つめは掃除機をかける動作。掃除機は中腰になってかけるので、腰痛の人は苦手な動作です。その場合、掃除機を変えてみるのも1つの方法です。最近はコードレスやコンパクトな掃除機がありますが、そうした掃除機なら、ひざをついた姿勢でも扱うことができます。

3つめは椅子に座る姿勢です。よく椅子やソファーの背もたれによりかかるようにして座っている人がいます。座っている本人は楽な姿勢だと思っているのでしょうが、これは腰にはよくありません。

腰によい姿勢は坐骨で座ることです。坐骨とは左右のお尻の真ん中にある骨です。坐骨が椅子の座面に増えるように座ると、背筋が伸びて腰にも負担をかけません。

第6章

体験談

1分ウラ筋トレで腰痛、椎間板ヘルニア、脊柱管狭窄症、冷え性が最速で改善

運転中にピッと走る腰の激痛が解消し、お尻の脂肪も減少。自転車に長く乗っても疲れなくなり、冷えまで改善

木村裕子さん（60歳）

私は運転免許を取ってからずっとマニュアル車に乗っているのですが、30代になった頃、左足でクラッチペダルを踏み込んだときなどに、腰にピッと激痛が走るようになりました。運転中の痛みなので、ちょっと怖いときもありました。

ただ痛みは長続きしませんし、病院に行くほどではないと思ったので、痛みが出たときは湿布をしながら、様子を見ていました。

しかしここ数年は、年齢的なものもあるのか、わりと頻繁に腰痛が出てくるようになってきました。

そこで昨年秋、肩こりや花粉症などの治療で長年通っていた内田輝和先生に、腰痛のことを相談してみました。**すると、「お尻の筋肉をつけることが大事」といって、1分バタ足を教えてくれたのです。**

早速、その日から1分バタ足を始めました。時間は主に夜寝る前で、回数はわりと

適当ですが、左右必ずやるようにしました。

1分バタ足を始めて半年ほどたちますが、この運動は道具も要りませんし、寝たままできるので、運動が苦手な私にも続けられるのだと思います。

気になるピッとくる腰痛ですが、3カ月ほどたってお尻の筋肉がついてくるとともに、いつのまにかなくなってしまいました。

1分バタ足を始める前の私のお尻は、自分の手で触ってみると、脂肪のかたまりばかりで、筋肉はあまりありませんでした。

しかし最近では、脂肪のかたまりが減って、それなりに筋肉がついてきたように思います。

また私はひどい冷え性で、毎年冬になると足から腰にかけて冷えがきつくなるのですが、**1分バタ足を始めてから迎えた冬は、腰の冷えを感じないのです。**お尻の筋肉がついたおかげで、腰のまわりの体温が上がってきたからではないでしょうか。

以前は自転車に長く乗っていると、お尻や腰が痛くなることがあり、途中で休憩したいと思うことがありましたが、**今はまったく平気で、30~40分は続けて楽にこげるようになりました。**これも、1分バタ足のおかげだと思っています。

椎間板ヘルニアによる腰痛と脚のしびれが改善し、立ち仕事の疲れも軽くなりヒップアップ効果も実感

島田真美さん（36歳）

10代の頃から、ぎっくり腰を何度も繰り返し、慢性的な腰痛に悩まされていました。いつも痛みがあるわけではありませんが、疲れたりすると痛みがひどくなるのです。また30歳のとき、腰痛に加えて脚がしびれるようになりました。しびれがひどいので、整形外科に行くと椎間板ヘルニアと診断されました。

薬を飲んでもあまり効果がなかったので、リハビリが中心の整形外科に転院しましたが、そこで筋肉をつけると腰痛や椎間板ヘルニアが改善するかもしれないということを知りました。

そこで、椎間板ヘルニアになる少し前から通っていた内田輝和先生にも相談してみると、1分バタ足を勧められたのです。

腰痛やしびれによい運動だと聞いたので、さっそく自宅で行うことにしました。これだけは続けなければと思い、朝起きてすぐと、夜寝る前に3セットずつ、必ずやる

ようにしました。

私は立ち仕事をしているので、仕事が終わった後はヘトヘトに疲れてしまうのですが、1分バタ足を3カ月ほど続けているうちに、だんだん疲れも軽くなってきたのです。それとともに、腰痛や脚のしびれが出ることも少なくなりました。

1分バタ足を続けて5年くらいになりますが、**今は力仕事をしたとか、休まず長時間立ち仕事をしたときに多少痛みやしびれが出るものの、その頻度はとても少なくなりました。**

お尻の筋肉がついたかどうかは、ときどき鏡を見て観察していますが、1分バタ足を始めたばかりの頃は、「お尻がダランとしてイヤだなあ」と気にしていました。でもいまは、お尻の筋肉が内側に寄ってくるほどついています。また上のほうもキュッと引き締まり、ヒップアップしました。

私の場合、右のお尻の筋肉が弱いようなので、右をやや高く上げるなど左右のバランスがとれるように工夫しています。またいまよりももっと筋肉をつけたいので、より足を高く上げて負荷が増すようにしています。簡単な運動なので、これからも続けていけると思います。

椎間板ヘルニアが原因と思われるお尻の激痛が3カ月で解消。腰痛も改善し左右の筋肉のバランスもよくなった

木村哲夫さん（43歳）

数年前、腰痛が悪化したのに、無理に仕事を続けていたら、歩けなくなってしまいました。整形外科で椎間板ヘルニアと診断されましたが、しばらく安静にしていたら、腰の状態は少しずつよくなってきました。

このまま腰痛は治っていくだろうと、楽観していたのがいけなかったのでしょう。今度は右のお尻、さらには太ももからひざへと痛みが広がっていったのです。

また私は仕事柄、車を運転しますが、運転中もずっとお尻が痛く、座布団を2枚敷いたりして、なんとかしのいでいました。

どうしたらこの痛みがなくなるだろうと考えていたとき、偶然手にとったのは内田輝和先生の本でした。その本に書いてあった症状が私とよく似ていたので、実際に先生に診てもらうことにしました。

内田先生によると、私のお尻は左側は筋肉がしっかりついてるのに対し、右側が貧

弱だということでした。そこで、弱い右側のお尻に筋肉をつけるため、1分バタ足を教えてもらいました。

さっそく始めましたが、最初のうちは右足がほとんど上がりません。それでも、これが痛みの原因なのだからと、自分に言い聞かせ、続けることにしました。

3カ月ほどたったある日、家族から「お尻の筋肉が盛り上がっている」と言われました。自分でも鏡で自分のお尻を見てみると、ずいぶん筋肉がついています。それでようやく気づいたのですが、その頃には、お尻の痛みがだいぶやわらいでいたのです。実際、車を運転しているときの痛みも、ほとんど気にならなくなっていました。

お尻の痛みが消えてから、数年たちましたが、痛みが再発することはありません。ただ立ち仕事のせいか、腰痛はときどき起こります。

しかし、**最近は腰が重くなる程度で、激痛が起こることはありません。お尻の筋肉を鍛えたことで、腰痛にもよい効果があったと思います。**

お尻の筋肉の左右差が大きかった原因はわかりませんが、おそらく仕事のやり方のクセのようなものがあったのでしょう。ですから今も、左右のお尻の筋肉をバランスよく鍛えるため、1分バタ足は欠かさず続けています。

脊柱管狭窄症による腰痛としびれが1カ月で解消し、立っているときの姿勢もよくなった

永野孝子さん（62歳）

20代の後半に、ぎっくり腰を起こしたことがきっかけで、慢性的な腰痛に悩まされるようになりました。

さらに50代半ば、いままで経験したことがないような腰の激痛が起こったので、整形外科を受診すると、脊柱管狭窄症と診断されました。でも痛み止めと湿布薬で治療したら、痛みは自然に改善していきました。

ところが60歳を過ぎてから、歩くと右足にビリビリしびれるような痛みが出るようになりました。整形外科でリハビリ体操を勧められましたが、体操は痛くてできません。そこで友人が教えてくれた内田輝和先生に相談することにしたのです。

腰痛やしびれの改善のために、内田先生が教えてくれたのが1分バタ足でした。さっそく朝起きたときと寝る前、1セットずつ行いました。時間はたいしてかかりませんが、最初は足がほとんど上がりませんでした。特に痛いほうの足はまったく上がり

ません。でも続けているうちに、少しずつ上がるようになりました。

それとともに、痛みも軽くなっていきました。1分バタ足を始める前は、朝起きたときが、1番腰痛がひどかったのですが、その痛みが日に日に改善されてきたのです。

また足の痛みとしびれで、少ししか歩けなかった状態も改善されて、1カ月くらいたった頃には、普通に歩くことができるようになってきました。

1分バタ足を始めた頃は、足を上げても、お尻に力が入っているのかどうかわかりませんでしたが、続けるうちに、「いま、お尻の筋肉を使っているんだ」とわかるようになってきました。

実際、お尻の筋肉もついてきました。自分のお尻をときどき触って確かめるのですが、以前よりしっかり盛り上がり、硬くなってきたのがわかります。姿勢もよくなり、家族からも「最近、立っているときの姿勢がとてもきれいになった」といわれるようになりました。


つらかった腰痛や足のしびれが消えて、悪い姿勢も改善され、1分バタ足をやって本当によかったと思っています。

お尻の左右差が改善されて坐骨神経痛が4カ月で解消。冷え性までよくなり、起きてすぐ動けるように

桜井由美さん（51歳）

1年ほど前から、左のお尻から太ももにかけて、ときどきビリビリとした痛みを感じるようになりました。痛みが出るのは歩いているときです。足を前に踏み出すときに痛みを感じます。ときには激痛が走ることもあります。

またその前から、体が冷えると、お尻から太ももにかけて、ザワザワするような違和感がありました。もともと私は冷え性で、夏でも靴下が欠かせない体質でした。

そこで以前から通っていた内田輝和先生に相談することにしました。内田先生によると、私の症状は坐骨神経痛で、お尻の筋肉が少ないことと、左右のお尻の筋肉の差が大きいことが原因の1つだといわれました。それに、お尻の筋肉が少ないために血流が悪くなり、それが冷え症の原因になっているともいわれました。そして教えてもらったのが1分バタ足です。

寝たままでできるので、ズボラな私にも続けられそうだと思いました。さっそく家

に帰って始めてみると、お尻の筋肉が少ないからでしょう。なかなかキツいのです。とくに右はまったく上がりませんでした。

それでも毎日、1分バタ足を繰り返しているうちに、足がだんだん高く上げられるようになり、また左右の違いも少なくなってきたように感じました。

1分バタ足を続けているうちに、坐骨神経痛もだんだん改善して、4カ月ほどたつと消えてしまいました。それ以来、坐骨神経痛の再発はありません。坐骨神経痛は寒くなると悪化するので、心配していましたが、冬になっても、あのビリビリした痛みが出てくることはありませんでした。

そればかりか、冷え性も解消してしまいました。それ以前は、冬は手足や腰が冷たくて、とてもつらかったのですが、そうした症状も出なくなりました。

これは、お尻の筋肉がついたことで、血流がアップしたからなのかもしれません。冷え性がひどかった頃は、朝起きても体を動かすのがおっくうでしたが、いまは起きてすぐ家事ができるようになりました。

お尻の筋肉をつけるだけで、こんなに体が変わってくるのですね。これからも、お尻の筋肉が落ちないように、1分バタ足を続けていきたいと思います。

お尻から足にかけてしびれる坐骨神経痛が解消。長時間歩いてもまったく疲れなくなった

岡田 緑さん（71歳）

1年半前、右のお尻にしびれを感じました。最初はお尻だけだったのが、やがて、しびれの範囲が広がり、太もも、ひざの裏、ふくらはぎ、足にかけてしびれるようになりました。なかでもお尻の症状がもっとも強く、痛いくらいでした。

しびれはじっとしているときにも出てきますし、台所に立っているとき、突然、ビーンと響くように痛みが走ることもあります。

整形外科に行くと、骨には異常がないといわれ、痛み止めの薬と湿布薬をもらいましたが、薬は飲まず、ときどき湿布を貼って、やりすごしていました。

友人に相談すると、「それって坐骨神経痛じゃないの？」といわれ、内田輝和先生を紹介してくれました。内田先生からは、この症状は坐骨神経痛で、お尻の筋肉が少ないことが原因だからといわれ、1分バタ足を教えてもらいました。

さっそく1分バタ足を朝起きたときと寝るときに、必ずやるようにしました。また

時間があれば、居間でゴロゴロしているときにもやるようにしました。

もともと全身の筋肉が少ないほうだったので、最初は右足も左足も上がりません。「こんな状態から筋肉がつくのかしら？」と思いましたが、それでも続けました。

するとしだいに足が上がるようになり、突然、お尻から足にかけてズキーンとくる痛みも起こりにくくなりました。1年ほどで、痛みはなくなりましたが、しびれの症状は少し残っているので、1分バタ足はいまも続けています。

また私は冷え性ではありませんが、内田先生から、冷やさないようにといわれているので、**寒いときはカイロで温めたり、夏も寝るときは靴下をはくようにしています。**

また体が冷えていると感じたときは、お風呂に入って体を温めます。

お尻の筋肉がつくと、体も軽くなります。痛みがあると、それが不安で出かける気になりませんが、いまは歩くのがおっくうでなくなり、より積極的に外出するようになりました。

おかげで最近は、買い物に出かけて、長い時間歩いても、まったく疲れません。この私の経験からいっても、お尻の筋肉はとても大事だと思います。同じような症状に悩んでいる人には、1分バタ足をおすすめします。

筋力がアップし転びやすかった体が安定。歩くのが楽になり、転倒とは無縁に！

後藤真紀子さん（59歳）

若い頃から転びやすく、しょっちゅう転んでは、腰を打ったり、ひざを痛めたりしていました。また転ぶときは、思わず手をついてしまうことがあるため、手首もよく痛めました。

転びやすいのは、筋肉がないからだと思います。私は運動が苦手で、足腰はもちろん、肩や腕の筋肉もありません。

とくに足腰の筋肉が弱いせいか歩くのが苦手で、自宅から最寄り駅までの12～13分の距離すら歩こうと思いません。いつもバスを使っていますし、夜遅くなったときはタクシーを利用していました。この筋肉のなさが転びやすい原因なのでしょう。

先日は、自宅で掃除をしているときに転んでしまい、手をついて親指の付け根を痛めてしまいました。家の中で転ぶようでは、先が思いやられます。心配になって、相談したのが、ときどき通っている治療院の内田輝和先生でした。

先生によると、お尻の筋肉がないと下半身が安定しないから、転倒しやすいのだそう。そこで、1分バタ足を教えてもらいました。

しかし最初のうちは、足が上がらないどころか、5秒キープするのがやっとでした。それでも、これだけは続けなければと思い、朝起きたときと夕食の前、1分バタ足を続けたところ、2週間ほどで目標の回数ができるようになりました。

現在、1分バタ足を始めて、3カ月ほどになりますが、私にとって画期的な効果がありました。それは、駅まで歩けるようになったことです。最初は、バスがなかなか来ないので歩き始めたのですが、スイスイ歩けて、いつのまにか駅に着いていたのです。こんなに歩けるのは、お尻の筋肉がついたからではないでしょうか。

転倒しにくくなったかどうかは、確かめる方法がありませんが、**少なくとも、1分バタ足を始めてからは、1度も転んだことはありません。**

それから、お肌の調子もよくなりました。以前は、顔が全体的にくすんで見えていたが、くすみが取れて、肌が明るく見えるようになりました。

この理由はわかりませんが、体をよく動かすようになったことで、血流がアップしたからではないかと思っています。

あとがき

1分バタ足体操を患者さんに指導するようになって、10年以上たちますが、そのやり方も少しずつバージョンアップしてきました。

特にお尻の筋肉の左右差を調整するやり方の紹介は、今回が初めてです。このやり方を加えたことで、1分バタ足はほぼ完成形に近づいたと自負しています。

本書で述べたように、1分バタ足は体を支えるお尻の筋肉はもちろん、より高く上げることで背筋も鍛えられます。このような体の裏側の筋肉は、ふだん見ることがないことと、現代人の日常の動きではあまり使われなくなっているため、気づかないうちに衰えてしまうのです。

裏側の筋肉の衰えは、腰痛などの痛みの原因ともなりますが、それ以上に怖いのは、筋力低下から歩行困難に陥って、寝たきりになってしまうことです。

そのため、最近は医学や介護などさまざまな分野の人が筋トレを推奨していますが、裏側の筋肉を簡単かつ効率的に鍛える筋トレは少ないように思います。

そのため本書では、「ウラ筋」という親しみやすい新語で、注目されにくい裏側の筋肉を意識させるともに、簡単に鍛えられる方法として1分筋トレをメインに、いくつかのウラ筋トレ法を紹介することにしました。

最近、流行っている言葉に「筋肉は裏切らない」というのがあります。いくつか意味があるようですが、その1つは筋トレをすれば必ず結果が出るということです。

1分バタ足も決して裏切ることはありません。継続した人は必ず筋力がアップしますし、やめた人は元に戻ってしまうのです。

人生100年時代を自立して生き延びるために、筋肉は最も大事な要素の1つです。運動習慣のない人や運動が苦手な人はもちろん、運動習慣がある人でもウラ筋が衰えている可能性があります。1分筋トレがこうした人たちの生活の質向上に貢献できることを願ってやみません。

2019年3月吉日　内田輝和

著者

内田輝和（うちだ・てるかず）

1949年岡山県生まれ。鍼メディカルうちだ院長。元倉敷芸術科学大学教授（現在は客員教授）。鍼灸師としてオリンピック金メダリストなど数多のプロスポーツ選手をはじめ、延べ22万人以上の患者の診療に当たり、多くの患者からの信頼を得ている。鍼治療だけでなく、さまざまな治療を開発・研究し現在の治療体系を構築。中でも背筋や大殿筋、大腿二頭筋などの重要性を説いた独自の「筋ボケ」理論から生み出した、最も効果的な下半身強化の体操は、多くの患者が抱える腰痛、ひざ痛、肩こりなどの悩みを解決に導き、絶大な支持を受ける。テレビ、女性誌、健康誌などのメディアでも活躍。日本良導絡自律神経学会執行部理事国際部長、公益社団法人岡山県鍼灸師会会長の要職も務める。著書に『坐骨神経痛を自分で治す！』（主婦の友社）、『1分もむだけ！中指もみ 101の症状に効く処方箋』（わかさ出版）など多数。

腰痛を1分で治す

2019年3月30日　初版第1刷発行

著　者　内田輝和
発行者　澤井聖一
発行所　株式会社エクスナレッジ
http://www.xknowledge.co.jp/
〒106-0032　東京都港区六本木7-2-26
問合先　TEL.03-3403-6796　FAX.03-3403-0582
TEL.03-3403-1321　FAX.03-3403-1829
info@xknowledge.co.jp